¿Gorditos o enfermos?

Primera edición, 2015

Salazar Vázquez, Beatriz Y., Miguel A. Salazar Vázquez y
    Ruy Pérez Tamayo
¿Gorditos o enfermos? La obesidad en niños y adolescentes / Beatriz Y. Salazar Vázquez,
Miguel A. Salazar Vázquez, Ruy Pérez Tamayo. – México : FCE, El Colegio Nacional, 2015
    82 p. : ilus. ; 23 × 17 cm – (Colec. Tezontle)
    ISBN: 978-607-16-3318-7 (FCE)
    ISBN: 978-607-511-149-0 (Instituto Nacional de Salud)

    1.Obesidad – Niños y adolescentes 2. Obesidad – Niños y adolescentes – Trata-
miento 3. Nutrición – Niños y adolescentes 4. Obesidad – Políticas públicas I. Salazar
Vázquez, Miguel A., coaut. II. Pérez Tamayo, Ruy, coaut. III. Ser. IV. t.

LC RJ399.C6   Dewey 616.398 S719g

Distribución mundial en español

Diseño de portada e interiores: Francisco Ibarra Meza (π)
Investigación iconográfica: Cristina Anguiano y Armando Alvarado
Imagen de portada: Gerardo A. Márquez Lemus
Créditos fotográficos: Shutterstock: pp.: 8, 9 (sup.), 10, 11 (sup.), 12 (sup.), 14, 15, 16, 19 (sup.), 20, 21,
22 (sup.), 23 (sup.), 25, 26, 30, 31, 32, 33, 36 (inf.), 38, 39, 43 (izq.), 45, 52, 55, 57, 58, 59 (der.), 61 (sup.),
62 (inf. der.), 63 (sup. izq.), 67, 73, 74, 75. Photostock: pp.: 12 (inf.), 24 (sup.), 24 (inf.), 35, 43 (der.), 69.
Wikimedia commons: pp.: 22, 25, 56.
Créditos de ilustraciones: Rubén Feria, pp.: 11 (inf.), 19 (inf.), 36 (sup.), 47, 50, 56 (inf.), 59 (izq.), 60, 61, 62,
63, 70, 77. Armando Alvarado: pp.: 23, 28. Ana Viniegra, © El Colegio Nacional: p. 65.

D. R. © 2015, El Colegio Nacional
Luis González Obregón, 23; 06020 México, D. F.
Comentarios: publicaciones@colnal.mx; www.colnal.mx
Tel. (55) 5702-1779

D. R. © 2015, Instituto Nacional de Salud Pública
Universidad 655; 62100 Cuernavaca Morelos
Comentarios: spm@insp.mx; www.insp.mx
Tel.: (777) 329-3000

D. R. © 2015, Fondo de Cultura Económica
Carretera Picacho-Ajusco, 227; 14738 México, D. F.
Empresa certificada ISO 9001:2008
www.fondodeculturaeconomica.com
Tel. (55) 5227-4672; fax (55) 5227-4694

ISBN 978-607-16-3318-7 (FCE)
ISBN 978-607-511-149-0 (Instituto Nacional de Salud)

Impreso en México • *Printed in Mexico*

¿Gorditos o enfermos?
La obesidad en niños y adolescentes

Beatriz Y. Salazar Vázquez
Miguel A. Salazar Vázquez
Ruy Pérez Tamayo

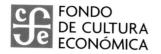

FONDO
DE CULTURA
ECONÓMICA

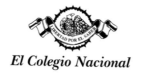

El Colegio Nacional

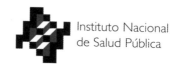

Instituto Nacional
de Salud Pública

Contenido

1. Introducción

Este libro pretende ser un instrumento práctico y de consulta para prevenir o, en su caso, combatir el sobrepeso y la obesidad desde edades tempranas. En años recientes, por diferentes razones, cada vez más niños y jóvenes alcanzan peso excesivo no saludable; las causas más citadas son el tipo y la cantidad de alimentos que ingieren y la inactividad física. Otras causas menos comunes son trastornos hormonales, disfunción de ciertos órganos que participan en el aprovechamiento de los alimentos y factores hereditarios.

No es raro que varias de estas causas actúen juntas, sobre todo en familias con problemas de control de peso; los niños cuyos hermanos, padres y otros parientes tienen sobrepeso corren mayor riesgo de padecerlo, no sólo por el factor hereditario sino también porque comparten los mismos hábitos alimentarios y de actividad física.

Las costumbres personales se adquieren sobre todo de los tres a los siete años de edad; la mayoría de ellas se aprenden por imitación, primero en el hogar y después en la escuela. En esos ambientes los niños van moldeando su desarrollo, que también está condicionado por las circunstancias sociales, económicas y culturales del medio en el que crecen. Varios grupos de investigadores, tanto nacionales como internacionales, interesados en el problema de la obesidad infantil se han reunido para señalar políticas de salud pública y han recomendado medidas generales muy útiles, pero a veces no toman en cuenta la realidad de cada país.

Un ejemplo reciente es el documento "Legislación, regulación y políticas públicas para detener la obesidad y promover la alimentación saludable en los niños de Latinoamérica",[1] en el que se propone:

> Garantizar el acceso a agua potable gratuita y disponibilidad de alimentos mínimamente o no procesados (como verdura o frutas) preferentemente de producción local, y comidas saludables y nutritivas de baja densidad

---

[1] Surgido de la reunión convocada por el Instituto Nacional de Salud Pública, de México, el Instituto de Nutrición y Tecnología de Alimentos, de Chile, y la Escuela de Salud Pública de la Universidad de São Paulo, de Brasil, con participación de la Organización Panamericana de Salud y la Presidencia del Parlamento Latinoamericano, realizada del 25 al 26 de noviembre de 2012 en la Ciudad de México.

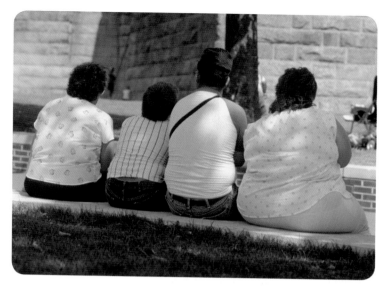

Figura 1
Familia con problemas
de control de peso.

energética, con control de tamaños de porción y con restricciones en sal o sodio, azúcares, grasas saturadas y trans, apegadas a las recomendaciones de la Estrategia Global de la Organización Mundial de la Salud (OMS).

Desde la primera frase aparece uno de los problemas ancestrales de nuestro país, pues México es una de las naciones con mayores dificultades de acceso al agua potable. Además, cada uno de los puntos siguientes depende sobre todo de acciones gubernamentales que difícilmente pueden llevarse a cabo, pues afectan no sólo la estructura social sino intereses comerciales poco sensibles al argumento del beneficio de la salud de la población. Respecto esto último el documento señala: "Restringir la disponibilidad, venta y publicidad de bebidas azucaradas y productos industrializados altos en densidad energética, azúcares, sodio, grasas —saturadas y trans— y energía". En cambio, el documento también recomienda "incluir en la educación escolar la formación nutricional y el conocimiento de las tradiciones agrícolas y culinarias".

En este ámbito puede intervenirse de manera oportuna con una participación basada en la realidad de nuestro país, que no afecte intereses económicos y con una corresponsabilidad compartida por los niños y los jóvenes, los padres de familia y los maestros. La finalidad de este libro es contribuir a educarnos a todos en la naturaleza del problema del sobrepeso y la obesidad en niños y adolescentes, y presentar una forma sencilla y práctica de enfrentarnos a él.

2. Qué es y cómo se mide la obesidad en niños y adolescentes

Los niños y los adolescentes cambian constantemente de peso y estatura, por lo que no es fácil darse cuenta si se encuentran en un peso adecuado. La apreciación en los cambios de crecimiento fue muy subjetiva hasta hace pocos años, pues se pensaba que los niños crecían de manera diferente dependiendo de su lugar de origen, alimentación y carga genética; sin embargo, estudios científicos demostraron que todos los niños pueden alcanzar estatura, peso y grado de desarrollo similares si se les proporciona buena alimentación, atención adecuada a su salud y un entorno social saludable.

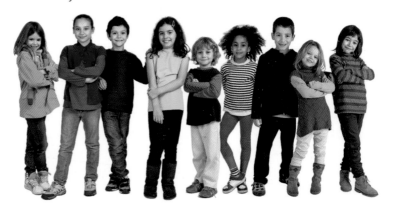

Figura 2
El desarrollo de los niños depende de un ambiente saludable.

El crecimiento normal y el índice de masa corporal (IMC)

La manera como se evalúa el crecimiento normal de 0 a 18 años de edad es por medio de las curvas de crecimiento establecidas por la Organización Mundial de la Salud, que toma en cuenta la edad, la estatura y el género.

El cálculo es sencillo: se comienza por valorar el índice de masa corporal (IMC), que consiste en dividir el peso corporal en kilogramos entre la estatura en metros al cuadrado, o sea:

$$IMC = \frac{\text{Peso (kg)}}{\text{Estatura (m}^2)}$$

Los niños crecen a velocidades diferentes: en un solo salón de clases podemos ver que algunos son altos y otros bajos, y que tienen constitución delgada o gruesa. Esta variedad de peso, estatura y grosor entre los niños sanos es normal. Se puede comparar el crecimiento entre los grupos de la misma edad y género porque se tienen parámetros para valorar que estas variaciones de las mediciones corporales no tengan relación con trastornos en el crecimiento, es decir, con problemas de salud.

Para realizar estas comparaciones existe una herramienta que se llama *curva percentilar.* Como su nombre lo indica, tiene forma de curva y está fraccionada en 100 segmentos: *per*, "por", y *centilar*, "cien"; es decir, la muestra que se tomó de niños sanos está dividida en 100 partes.

Estas curvas fueron diseñadas para comparar el peso y la talla de un niño o adolescente con el promedio de la talla y el peso de niños o adolescentes sanos de su misma edad y género.

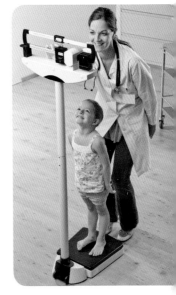

Figura 3
Medición de la altura sin zapatos y con ropa ligera.

Las líneas curvas marcan el promedio de los sujetos normales que se encuentran en los diferentes rangos.

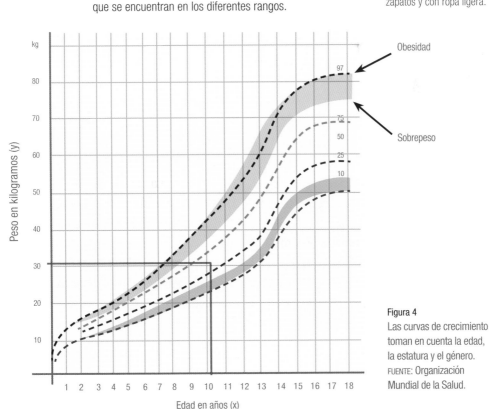

Figura 4
Las curvas de crecimiento toman en cuenta la edad, la estatura y el género.
FUENTE: Organización Mundial de la Salud.

¿Cómo se usan las curvas de crecimiento?

Se mide y pesa al niño o adolescente que se requiere valorar, el resultado se coloca en la curvas de crecimiento para la edad y género correspondiente. La edad está en el eje de las *x,* y el peso en el eje de las *y.*

Los niños y adolescentes muy altos y pesados estarán por encima del percentil 95, mientras los muy bajos y delgados caerán debajo del percentil 5. Esto no significa que estén enfermos, pero debe tomarse en cuenta para hacer una evaluación minuciosa de su estado de salud. Es necesario saber que en el desarrollo normal del niño existen etapas en que crece más despacio o más aprisa, y puede ser que se mantenga constantemente por debajo del percentil 50, sin que esto deba causar preocupación. De todos modos, lo aconsejable es que la evaluación de peso y talla se haga cada seis meses.

Sobrepeso y obesidad; diferentes tipos

No siempre se cuenta con la ayuda de las tablas de crecimiento; las siguientes definiciones de uso común pueden ayudar a valorar el sobrepeso:

Sobrepeso: aumento hasta 20% por encima del peso normal para niños y adolescentes de la misma edad y estatura.

Obesidad: aumento por encima de 20% del peso normal para niños y adolescentes de la misma edad y estatura.

Obesidad mórbida: aumento de 100% o más del peso normal para niños y adolescentes de la misma edad y estatura.

Existen otras formas para establecer la presencia de sobrepeso y obesidad, como la medición de los pliegues cutáneos por medio de un aparato denominado *plicómetro;* su uso es simple porque coloca entre dos pestañas los pliegues de piel de distintos sitios del cuerpo, pero la interpretación de los resultados requiere amplia experiencia. Otra manera de valorar la cantidad de grasa que se acumula en el abdomen es la medición de circunferencia de cintura tomando como

Figura 5
Se considera que los niños y adolescentes que están por encima del percentil 85 tienen sobrepeso y cuando se encuentran en el perfil 95 cursan con obesidad.

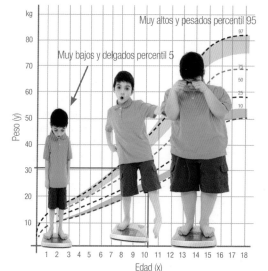

referencia la cicatriz umbilical, pero no existen criterios aceptados a nivel mundial para niños y adolescentes que puedan ayudar a valorar el grado de sobrepeso u obesidad mediante esta medición.

En estudios de investigación muy especializados se utilizan los rayos X (en la tomografía axial computarizada) y los campos magnéticos (en la resonancia magnética nuclear) que miden con precisión la cantidad y distribución de la grasa corporal, pero muy rara vez se utilizan en niños, pues tienen dos grandes desventajas, la primera es la exposición a la radiación y la segunda el alto costo económico.

¿Por qué se mide la grasa corporal?

La grasa del cuerpo se mide porque la energía se almacena en ella, es decir, el exceso de peso está acumulado en la grasa corporal, la cual está formada por dos tipos de células conocidas como adipocitos blancos y adipocitos pardos. Los adipocitos blancos almacenan la grasa en forma de lípidos a largo plazo, lo que constituye una fuente de energía, mientras que los adipocitos pardos generan calor en el organismo (FIG. 7).

Figura 6
Medición de la circunferencia de la cintura.

El crecimiento de adipocitos

El crecimiento en *tamaño* de los adipocitos se conoce como *hipertrofia,* mientras que el aumento en el *número* de adipocitos se conoce como *hiperplasia.* Lo común es que el exceso de tejido adiposo resulte de la combinación de las dos formas, hipertrofia e hiperplasia, de crecimiento de los adipocitos. La hipertrofia es el proceso que predomina en el sobrepeso y la obesidad en niños y adolescentes.

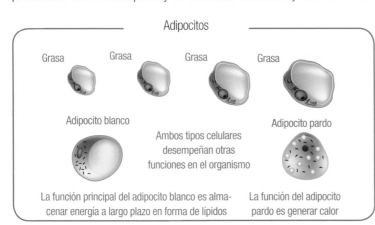

Adipocitos

Grasa   Grasa   Grasa   Grasa

Adipocito blanco

Ambos tipos celulares desempeñan otras funciones en el organismo

Adipocito pardo

La función principal del adipocito blanco es almacenar energía a largo plazo en forma de lípidos

La función del adipocito pardo es generar calor

Figura 7
Adipocitos blancos y pardos. Los adipocitos son células que almacenan la grasa en nuestro cuerpo. Son insaciables, pueden crecer y crecer, prácticamente sin límite.

3. Las causas del sobrepeso y la obesidad

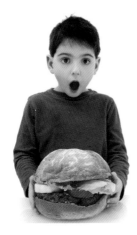

El sobrepeso y la obesidad en niños y adolescentes representan dos de los problemas de salud más frustrantes y difíciles de manejar, en parte por las múltiples causas que los originan, que pueden ser dietéticas, ambientales, físicas, sociales, metabólicas, endócrinas, psicológicas, genéticas y probablemente otras más todavía no bien conocidas. Es frecuente que varias de éstas actúen en forma combinada.

Desequilibrio en la alimentación

En las últimas décadas los hábitos alimenticios de la población han cambiado, y con frecuencia la cantidad de la comida ingerida excede las necesidades energéticas individuales. Constantemente las personas desequilibran su alimentación cuando, por ejemplo, ingieren alimentos de manera informal entre comidas, cuando beben uno o más refrescos azucarados (aun los etiquetados *light* o *zero*), cuando llenan hasta el tope el plato, cuando la comida tiene un exceso de grasa, azúcar o sal, o bien al comer sin hambre. Con todo esto se causa un desequilibrio en el organismo, así que puede decirse que se come de manera inadecuada.

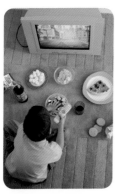

Figura 8
Algunas causas
de obesidad.

La mejor recomendación para disfrutar la comida es sentarse a comer cuando se tiene hambre, comer despacio y deleitarse con el sabor. Desafortunadamente se ha perdido la costumbre de reservar tiempo para dar de comer a los hijos. Es curioso que se le haya restado importancia a la única manera de lograr que tengan un crecimiento saludable, pues ningún ser humano sobrevive sin comer; además, su salud depende en gran parte de lo que come, principalmente durante los primeros años de vida.

Sin embargo, parece que conservar la salud ha quedado en un segundo plano, pues los niños y jóvenes consumen sin ninguna restricción frituras de todos tipos —hechas con colorantes y grasa difíciles de quitar, incluso con jabón, al lavarles las manos y la boca—, elaboradas con polvo ácido que irrita los labios desde el primer bocado y cuyos sabores permanecen por horas en la lengua. Además, no tienen límites en el consumo de refrescos, a pesar de que se sabe que éstos provocan daño en los huesos en crecimiento, y pueden comprar cualquier tipo de bebidas "energéticas", aunque la leyenda de estos productos advierte que su consumo puede producir daño a la salud.

Efectos nocivos de la comida rápida

El cambio social y ambiental del mundo moderno ha generado un ritmo de trabajo que cada día es más arduo y competitivo, al que se agrega la distancia que se tiene que recorrer para realizar las actividades cotidianas, lo cual contribuye al cambio de hábitos alimenticios.

Esto ha sido muy bien aprovechado por la industria alimentaria —pues cubrió la necesidad de ahorrar tiempo y dinero— con la creación de la comida rápida y la comida chatarra, las cuales penetraron rápidamente en la sociedad sin ninguna regulación sanitaria, con absoluto desinterés en los efectos nocivos que tienen en la nutrición sana y balanceada, y, además, con la gran influencia de la publicidad, a través de un bombardeo de promoción continuo en televisión, radio, internet, etc. Los comerciantes aseguran que sus productos son naturales, nutritivos y hasta energéticos, engañando a los consumidores con leyendas que los promocionan como "bajos en calorías".

La comida chatarra y la comida rápida siempre están accesibles y, a pesar de que no ayudan al buen equilibrio en la nutrición y en el desarrollo, se ha permitido su venta dentro o cerca de las escuelas, en centros de reunión de los jóvenes como parques, cines o en casi cada esquina de las zonas más concurridas de la ciudad, y para colmo hasta dentro de los hospitales.

Disminución en la actividad física cotidiana

Otro cambio de hábito, que ocurre por la urbanización y el crecimiento de las ciudades, es la disminución de la actividad física cotidiana. Los niños y jóvenes no pueden ir caminando a la escuela: la distancia entre la casa, la escuela y el trabajo de los padres es cada día mayor, por lo que caminar de una a otra se ha vuelto prácticamente imposible. Además, al volver de la escuela, el espacio en la casa no es suficiente para jugar, y hacerlo en la calle es inseguro y peligroso; para acudir a un campo deportivo, los niños deben ir acompañados, y los jóvenes no siempre tienen las facilidades necesarias, así que resulta más cómodo quedarse en la casa, lo que es menos saludable.

Sedentarismo en los niños y adolescentes

Los niños y adolescentes permanecen en su casa sentados ante la computadora o viendo la televisión un promedio de cuatro horas por día, así que también la tecnología ha contribuido a la disminución del esfuerzo físico. Además, los medios de transporte —como el automóvil, el camión o el Metro— así como escaleras eléctricas y elevadores contribuyen a que se gasten menos energías en las actividades cotidianas.

Otras causas de acumulación de más grasa de lo normal

Si se obtiene más energía de la que se gasta, el exceso se almacena en forma de grasa, lo que explica una parte del aumento en la frecuencia del sobrepeso y la obesidad, aunque, desde luego, existen otras causas que pueden contribuir o explicar por sí solas que una persona acumule más grasa de lo normal.

El funcionamiento del cuerpo depende de cómo trabajan sus órganos, tejidos y glándulas; el organismo se organiza en sistemas, de los cuales el encargado de los cambios hormonales se denomina *sistema endócrino* (FIG. 10).

El sistema endócrino es el conjunto de órganos y tejidos que producen unas sustancias llamadas *hormonas,* que regulan algunas de las funciones del cuerpo —como el estado de ánimo, el crecimiento y el desarrollo corporal o los procesos metabólicos del organismo—

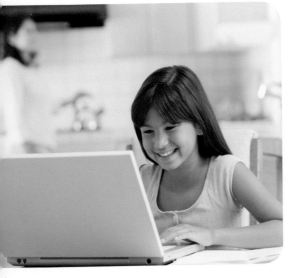

Figura 9
Actividad de los niños y adolescentes.

por medio de señales químicas. Un ejemplo es el páncreas, que secreta la hormona insulina, que sirve para que se utilice el azúcar dentro del organismo; cuando falla, sobreviene la diabetes, enfermedad en la cual uno de los problemas es que el azúcar no puede entrar a las células por falta de insulina, y la persona tiene constantemente hambre, así que come y no siente que sea suficiente, vuelve a comer y eso va acumulando grasa en el cuerpo. La forma más común de diabetes es la tipo 2, en la que el páncreas disminuye poco a poco su función y la persona no lo percibe, pues no tiene ningún malestar; pueden pasar hasta 10 años o más hasta que comienzan los síntomas, como sed intensa, ganas de orinar a menudo y la sensación de hambre intensa, que obligan a acudir al médico. Desafortunadamente, el daño en el organismo se estableció no solamente por la acumulación de grasa, sino por la alteración de los vasos sanguíneos por exceso de azúcar en la sangre.

Otro ejemplo son los trastornos de las hormonas de la glándula tiroides. La falta de estas hormonas (hipotiroidismo) hace al metabolismo más lento, con lo que se acumula grasa, y causa retraso en el crecimiento, problemas de aprendizaje y trastornos en el desarrollo sexual.

El funcionamiento de los sistemas del cuerpo es muy complejo, pero es claro que, si alguno de ellos falla, puede tener consecuencias perjudiciales en el crecimiento y desarrollo. La presencia de estos trastornos puede pasar inadvertida para el joven afectado, los padres o familiares perciben que el niño no come mucho, o come igual que los otros chicos de su misma edad en la familia y sin embargo tiene sobrepeso u obesidad. Basta este foco de alerta para realizar un examen minucioso del funcionamiento del sistema endócrino por el médico, apoyado en exámenes de sangre.

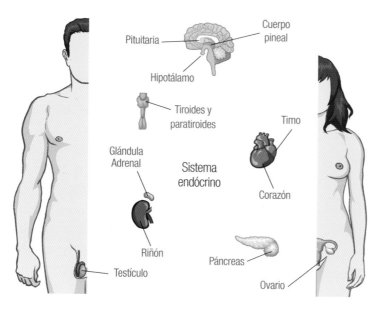

Figura 10
Sistema endócrino.

Estado de ánimo en niños y adolescentes

Un factor determinante en la estructura corporal es el estado de ánimo, sobre todo en el cambio de niño a adolescente. En ellos es común que aparezcan trastornos manifestados por desinterés en todas las actividades junto con cambios emocionales repentinos en los que pasan rápidamente de estar alegres a estar tristes o enojados. Cuando esta inestabilidad emocional se prolonga, aparece la depresión, que puede llevar a mayor frecuencia de exposición a las conductas de riesgo.

Los afectados adoptan comportamientos que ponen en peligro su salud presente y futura, como tener relaciones sexuales sin protección, exponerse a la violencia, consumir alcohol, tabaco, y dejar de lado la actividad física, lo que resulta en excesos alimentarios que conducen a sobrepeso y obesidad. Por lo regular a los adolescentes no se les realizan valoraciones médicas para vigilar su crecimiento, a pesar de que en esta etapa suceden cambios hormonales de gran importancia para su desarrollo. En esta edad se presenta frecuentemente la depresión, muchas veces relacionada con trastornos hormonales que no son diagnosticados. La depresión puede llevar a la obesidad o la obesidad puede conducir a la depresión.

Es indispensable detectar oportunamente este trastorno en los niños y adolescentes, determinar su causa con ayuda médica y estar atentos en su evolución, hasta confirmar que ha desaparecido. Los padres, maestros o compañeros de escuela deben solicitar ayuda si detectan estos cambios:

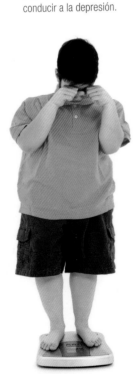

Figura 11
La depresión puede llevar a la obesidad o la obesidad puede conducir a la depresión.

Diagnóstico de depresión

- Aburrimiento, tristeza persistente
- Falta de energía
- Pérdida de interés en las actividades favoritas
- Alteración en los patrones de comida y descanso (trstornos del sueño)
- Concentración deficiente
- Ausencias frecuentes de la escuela

- Ataques de hostilidad persistente
- Alta sensibilidad al fracaso y al rechazo
- Pesadillas frecuentes
- Tímidez
- Sentimientos de celos
- Sentimientos de ser rechazado

Otras causas del sobrepeso y la obesidad en niños y adolescentes

Debe reconocerse que con frecuencia hay niños y adolescentes obesos en los que las causas más comunes mencionadas (exceso alimentario, inactividad física, trastornos metabólicos o endócrinos, alteraciones psicológicas, influencia genética) están ausentes, y también hay sujetos obesos que se someten a tratamientos largos y difíciles, con dietas rigurosas y ejercicios cotidianos, que no logran reducir su peso. Esto sugiere que probablemente deben de existir otros factores causales de la obesidad aún desconocidos.

En el diagnóstico y en la identificación de las causas de obesidad en niños y adolescentes, la familia puede ayudar en gran medida, pues los datos relacionados con el trabajo de los padres, de las personas que cuidan a los niños, de los hermanos y otros parientes, así como los antecedentes de enfermedades y otros incidentes de la convivencia cotidiana, sirven para entender cómo influyen los entornos social y familiar en los hábitos alimentarios, en las formas de recreación y en el uso de los tiempos libres.

Una vez que se diagnostica al niño o adolescente con sobrepeso u obesidad, es común que los padres sientan culpa, pero es un malentendido, pues es difícil detectar cambios corporales en los hijos cuando se tiene una convivencia cotidiana. Es posible que hasta en la propia persona los cambios de peso sean inadvertidos: todos alguna vez hemos escuchado —o nos ha pasado— que, al ponerse la ropa que no se ha usado durante un tiempo, ésta se siente un poco apretada, o no se puede abrochar, lo que indica que se subió de peso sin haberlo notado, la familia no lo comentó y los amigos seguramente dijeron todo el tiempo "estás igualito".

Esto ocurre porque la convivencia diaria impide apreciar los cambios físicos mínimos y paulatinos; cuando se trata de niños y adolescentes se agrega el hecho de que "están creciendo", y cuando se comparan con sus compañeros de escuela las diferencias físicas no se aprecian.

En algunos grupos sociales, sobre todo en los de mejor nivel económico, no es raro que hasta una tercera parte de los niños y adolescentes tenga sobrepeso e incluso obesidad, pero ese fenotipo de "niño grande" se acepta como normal y también como bien nutrido. Persiste la idea de que las mejillas coloradas y un cuerpo robusto son signos de salud y fortaleza, y si, además, al niño o adolescente no le duele nada, difícilmente los padres lo llevarán a evaluaciones médicas periódicas que les permitirían conocer su verdadero estado de salud y desarrollo.

4. Breve historia de la obesidad

En la prehistoria, hace cerca de 50 000 años, la alimentación de los primeros seres humanos consistía en frutas, raíces y carne de los animales que lograban cazar de vez en cuando. La humanidad se dio cuenta de que la organización en grupos le facilitaba la supervivencia, poco a poco articuló la obtención y almacenamiento de comida, y comenzó a producirla gracias a que aprendió a cultivar la tierra y a domesticar animales, lo que la trasformó de nómada a establecerse en los lugares más propicios para sobrevivir. Esta transformación puede considerarse como uno de los episodios más importantes en la historia, pues fue el inicio de la civilización.

Los diferentes grupos humanos establecieron sus hábitos alimentarios, de acuerdo con las condiciones geográficas en que se encontraron, por lo que se desarrollaron diferentes maneras para almacenar y conservar los alimentos, como salar y secar al sol la carne o el pescado, deshidratar la fruta o guardar las semillas, dependiendo de las condiciones ambientales, que por lo general eran adversas.

La corpulencia y la obesidad eran bien vistas, pues significaban una buena reserva de energía; los que podían lograr esta defensa corporal contaban con mayor capacidad para enfrentar las dificultades, por ejemplo las carencias debido a la sequía o las enfermedades, así que la corpulencia era deseable, pero difícil de alcanzar.

Platón (siglos V-IV a.C.) proclamó una certera observación sobre la alimentación y la obesidad al señalar que "la dieta equilibrada es la que contiene todos los nutrimentos en cantidades moderadas y la obesidad se asocia con la disminución de la esperanza de vida".

A través de los siglos, los factores sociales no favorecieron la obtención de alimentos y hubo épocas, como el siglo XV, en que la obesidad quedó registrada en la pintura y la escultura como un patrón de belleza, riqueza y buena salud, que por supuesto sólo unos pocos poseían y disfrutaban.

Durante el Renacimiento y el Barroco, el gusto por la cultura clásica griega incluía la maravillosa estatuaria que resaltaba la belleza del cuerpo humano armónico y equilibrado en todas sus dimensio-

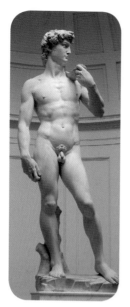

nes. Los gustos populares fueron cambiando y la figura obesa fue perdiendo valor como el ideal de la buena salud; su importancia se redujo a caracterizar a personas obesas como quien todavía conservaba la alegría de vivir, a pesar de su rotundo volumen.

A inicios del siglo XIX los cambios sociales resultaron determinantes, pues comenzó la industria que transformó los medios de transporte y, con ello, todo el entorno. En ese siglo empezó el estudio de la estructura corporal para valorar el sobrepeso u obesidad, con las investigaciones del estadístico, matemático y sociólogo Adolphe Quételet (1796-1874), quien propuso que el peso corporal debía valorarse de acuerdo con la estatura (kg/m²). Se denominó a esta relación *índice de Quételet,* hoy aceptado para la medición de la obesidad y conocido como índice de masa corporal (IMC); sin embargo, tras su descripción original, fue olvidado hasta muy avanzado el siglo XX.

Tras la primera Guerra Mundial se produjo un súbito cambio del ideal de belleza, con figuras de extrema delgadez y sin curvas. Este ideal de belleza se estableció en los años veinte. En los años treinta hubo un breve retorno a la admiración de la figura femenina con curvas, que plasmaron las actrices de cine, pero tras la segunda Guerra Mundial la

Figura 12
El *David,* obra maestra del Renacimiento, realizada por Miguel Ángel Buonarroti entre 1501 y 1504, ha simbolizado la perfección del cuerpo humano.

Figura 13
Índice de masa corporal (IMC) = peso/estatura² (kg/m²).

| Peso bajo | Peso normal | Sobrepeso | Obesidad | Obesidad extrema |

moda de la delgadez regresó, sobre todo en Europa y los Estados Unidos, y se ha conservado hasta nuestros días.

La evolución de los medios de transporte permitió un mejor traslado de los alimentos, y los adelantos tecnológicos lograron diferentes tipos de almacenamiento, con lo cual se hicieron más accesibles y algunos de ellos más baratos.

Apareció la delgadez como signo de elegancia, pues si la persona estaba delgada mostraba ser selectiva en el consumo de alimentos, con un gusto delicado para sólo llevar al paladar alimentos exquisitos. La moda femenina del siglo XIX mostró mujeres con "cintura de avispa" y los diseños de los trajes de los hombres eran imposibles de usar con unos kilos de más.

El peso de las personas ha aumentado en los últimos 30 años en tal proporción que hay tiendas que ofrecen tallas 5X, muy diferente a lo que apenas pasaba hace 20 años, cuando era difícil encontrar tallas extra, lo que ahora no es un problema; es más, en los últimos cinco años varias cadenas transnacionales han agregado a sus departamentos de ropa las tallas extra grandes y han aparecido modelos de pantalones que tienen un resorte que permite extender hasta cinco centímetros el ajuste de la cintura.

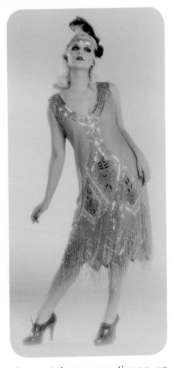

Hasta aquí hemos descrito brevemente los antecedentes de la percepción social de la estructura corporal, e introducido los factores que probablemente estén influyendo en la primera epidemia de obesidad de la humanidad. Este problema de salud, que comenzó hace tres décadas, involucra elementos biológicos, ambientales, económicos y culturales de la humanidad del siglo XXI, y marca un cambio en las características físicas del ser humano poco favorable para su supervivencia y evolución.

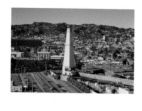
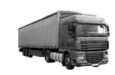

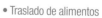
- Traslado de alimentos

- Almacenamiento

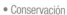
- Conservación

- Accesibilidad

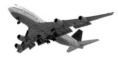

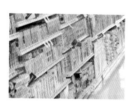
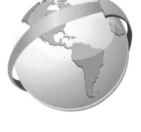
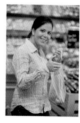

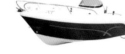

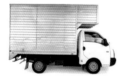
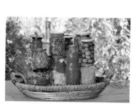

Figura 15
La evolución de los medios
de trasporte originó un
acceso generalizado a los
alimentos, lo que influyó en
las costumbres alimenticias
de las personas.

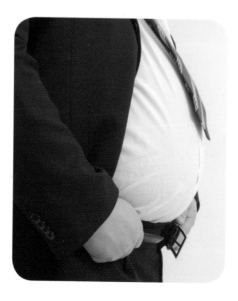

Figura 16
La comida se compra en
cada esquina, la obesidad
aumenta y las tallas de ropa
cada vez son más grandes.

5. ¿Es la obesidad una enfermedad?

Quizá la pregunta pueda sorprender, en vista de la opinión oficialmente aceptada y ampliamente difundida de que la obesidad no sólo es una enfermedad sino que actualmente se está viviendo una verdadera epidemia tanto en México como en todo el mundo. Sin embargo, la pregunta tiene más que ver con el concepto de *enfermedad* que con la existencia del problema de la obesidad.

¿Puede decirse que todas las personas con sobrepeso están enfermas? Existen diferentes grados de obesidad, por lo que podría aceptarse que se puede tener sobrepeso sin estar enfermo, aunque cuando uno ya no cabe por la puerta del Metro, quizá ya no esté completamente sano.

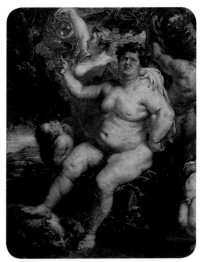

Figura 17
Baco, pintado
por Paul Rubens.

La idea de la obesidad como enfermedad es relativamente reciente, aunque Hipócrates señaló que "las personas obesas tienden a enfermar y a morir más jóvenes que las delgadas", y, aunque a lo largo de la historia la obesidad con frecuencia se asoció con el ocio, la molicie, la riqueza y hasta cierta maldad, también es cierto que abundan los personajes gordos, históricos y fantásticos, de carácter alegre, simpáticos y hasta benévolos, como Baco, Falstaff o Sancho Panza.

El ingreso de la obesidad en el mundo de la patología tiene menos de una década. Todo empezó con William Dietz, un médico pediatra que en 1997 abandonó su posición académica en la Universidad Tufts, de Boston, para aceptar la dirección de la División de Nutrición y Actividad Física de los Centros de Control de Enfermedades, los famosos CDC de los Estados Unidos. Dietz estaba convencido de que la creciente obesidad de los norteamericanos era un problema nacional de salud que debía enfrentarse creando conciencia pública sobre su realidad y sus peligros. Para

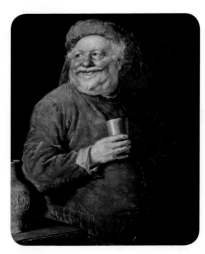

Figura 18
Falstaff.

lograrlo, creó unos mapas del país que muestran en colores el aumento progresivo de la obesidad en los años 1985, 1994 y 1999, donde el plácido azul de los estados con baja frecuencia de obesidad cambia al amarillo de los que tenían mayor número de ciudadanos obesos (FIG. 20).

Pero regresemos a la pregunta planteada: ¿es la obesidad una enfermedad? En principio, el camino para alcanzar la respuesta parece fácil: *1)* definir las características específicas de la obesidad, y *2)* juzgar si coinciden con las propias del concepto de enfermedad.

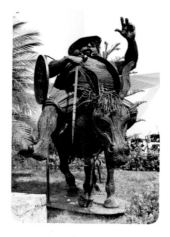

Figura 19
Escultura de
Sancho Panza.

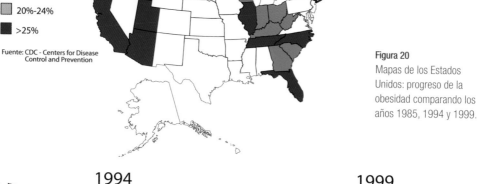

1985

- ■ <10%
- ■ 10%-14%
- □ 15%-19%
- ■ 20%-24%
- ■ >25%

Fuente: CDC - Centers for Disease
Control and Prevention

Figura 20
Mapas de los Estados
Unidos: progreso de la
obesidad comparando los
años 1985, 1994 y 1999.

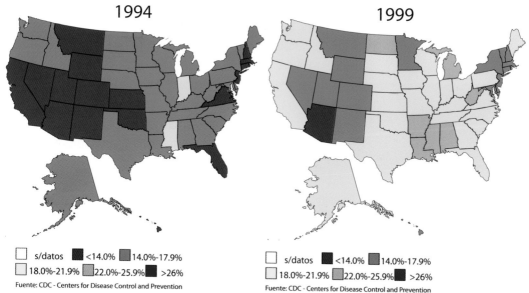

1994

1999

- □ s/datos ■ <14.0% ■ 14.0%-17.9%
- □ 18.0%-21.9% ■ 22.0%-25.9% ■ >26%

Fuente: CDC - Centers for Disease Control and Prevention

- □ s/datos ■ <14.0% ■ 14.0%-17.9%
- □ 18.0%-21.9% ■ 22.0%-25.9% ■ >26%

Fuente: CDC - Centers for Disease Control and Prevention

De entrada surgen los primeros problemas porque, como ya se dijo, la obesidad no es un fenómeno único, expresable en una sola cifra, sino un conjunto de situaciones que se presentan en una amplia escala cuantitativa y con una gran variabilidad de expresión física, casi tan heterogénea como la población en que ocurren.

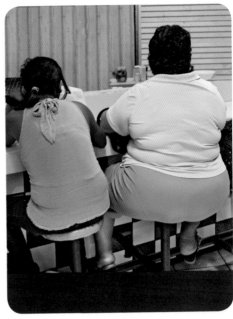

<figure>
Figura 21
Familia con problemas de obesidad.
</figure>

Por su parte, el concepto de enfermedad tampoco es un enunciado fijo y universalmente aceptado. Este conflicto no es aparente cuando se consideran estereotipos sobre los que es seguro que haya acuerdo generalizado; por ejemplo, nadie discutiría que la figura 21 es un claro ejemplo de obesidad, o que la tuberculosis avanzada del personaje de la figura 22 es una enfermedad.

Y quizá también muchos aceptaríamos que la obesidad ha sido causa de los problemas cardiacos del caballero que aparece en la figura 23. Pero, en cambio, es dudoso que el niño gordito de la figura 24 pudiera ser visto como un enfermo, aunque seguramente tendría problemas para ganar en una competencia de carreras.

Figura 22
Enfermo de tuberculosis.

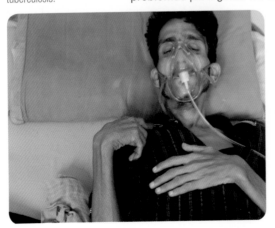

Lo que nos interesa señalar es que la identificación de la obesidad como una enfermedad es una simplificación que oculta una realidad mucho más compleja y variable, constituida por problemas de muy diversa índole, no sólo fisiológicos y patológicos sino también semánticos, sociales y filosóficos. Tanto la negativa de que la obesidad sea una enfermedad, como la afirmación de que la obesidad no sólo es una enfermedad sino que actualmente

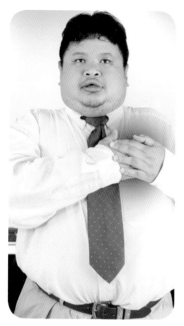

estamos sufriendo una epidemia grave de ella son generalizaciones útiles al nivel de la población en general, llamadas de atención sobre problemas de salud pública que afectan a comunidades más o menos numerosas. Pero tienen escasa repercusión en situaciones individuales, que son mucho más complejas y requieren conceptos y definiciones mucho más precisas.

Ya hemos mencionado que existen diferentes tipos y grados de obesidad, y que la definición de enfermedad se ha ido modificando con el tiempo y seguramente lo seguirá haciendo en el futuro. Sin embargo, no podemos dejar de actuar ante los problemas concretos de salud que nos presenta la realidad cotidiana.

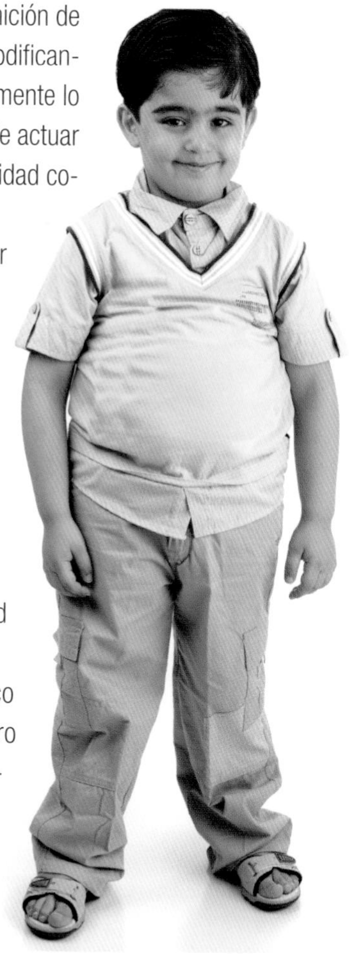

En principio, hay una diferencia fundamental entre estar sano y estar enfermo. Todos hemos tenido esa doble experiencia y, por lo tanto, la conocemos bien.

¿Cuándo es la obesidad una enfermedad?

Todos tenemos amigos y amigas con algún sobrepeso que funcionan perfectamente dentro de nuestra sociedad, mientras que otros tienen problemas más o menos graves de adaptación a su sobrepeso, de modo que podemos clasificar la obesidad en dos grupos: obesidad funcional y obesidad disfuncional.

Los obesos funcionales son, en su mayoría, sólo un poco pasados de peso: su índice de masa corporal (IMC) cae dentro de la categoría de sobrepeso, muchos de ellos muestran excesiva adiposidad abdominal, o bien distribuida también en las extremidades, sobre todo las inferiores, lo que los obliga a usar ropa de talla grande o extra grande. En general son buenos comedores y se preocupan poco por su exceso de

Figura 23
Hombre enfermo del corazón debido a su obesidad, por lo que podríamos considerarla como parte esencial de su enfermedad.

Figura 24
¿Está enfermo?

peso, aunque a veces dicen cosas como "la semana próxima ya me voy a poner a dieta", o bien, "a mí la gordura no me ha estorbado para nada, siempre he sido gordo y siempre he sido sano".

Todos sabemos muy bien que el primer interlocutor nunca se va a poner a dieta, mientras que el segundo tiene razón, siempre que no incluya al futuro en su optimismo porque, aunque no está enfermo y siempre ha sido sano, lo ha sido en un estado distinto al de sujetos de peso normal. La diferencia consiste en lo que se conoce como factor de riesgo. Esto significa que el sobrepeso aumenta las probabilidades de que el sujeto se enferme de distintas cosas en un futuro más cercano o lejano. Por ejemplo, un sujeto obeso funcional tiene más probabilidades de enfermarse de diabetes mellitus tipo 2 que un sujeto no obeso de su misma edad y sexo. La obesidad (aunque sea funcional) también es un factor de riesgo mayor para desarrollar enfermedades, como hipertensión arterial, entre otras.

Naturalmente, hay diferentes grados en los factores de riesgo para las distintas enfermedades que afectan con mayor frecuencia a los obesos funcionales. Siguiendo el ejemplo de la diabetes mellitus tipo 2, el factor de riesgo de un obeso funcional para sufrirla en el futuro es de 50%, pero aumenta a 75% si sus padres también son obesos y a 100% si también son diabéticos (FIG. 26).

La medicina todavía no ha acuñado un término específico para designar esta situación peculiar: aceptamos que la palabra *sano* significa "capacidad plena para desempeñar normalmente todas las funciones características de la especie humana", y que el término *enfermedad* se traduce como "incapacidad para funcionar dentro de los límites especificados como normales en el ser humano". Pero ¿cómo identificamos al sujeto obeso que actualmente está sano, pero que afronta un futuro significativamente más cercano a la enfermedad que los demás miembros de su sociedad, de su misma edad y sexo, pero de peso normal? La inexistencia de esta categoría se debe, por un lado, al interés tradicional de la medicina en el diagnóstico, el tratamiento y el pronóstico de las enfermedades, y, por el otro, a su descuido, hasta tiempos muy recientes, de la posibilidad de prevenir su aparición. La orientación médica tradicional puede etiquetarse como terapéutica, en contraste con la más reciente, preventiva o profiláctica.

Figura 25
Obesidad funcional.

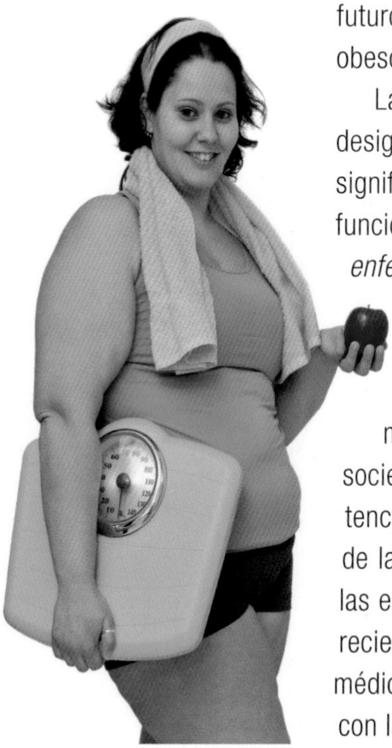

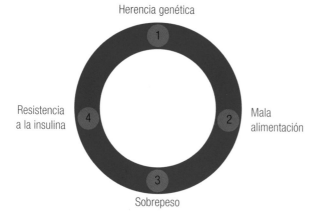

Círculo vicioso de la diabetes

Herencia genética

1

Resistencia a la insulina — 4

2 — Mala alimentación

3

Sobrepeso

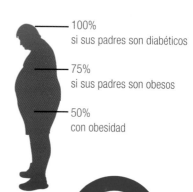

Riesgo de padecer diabetes para personas:

100%
si sus padres son diabéticos

75%
si sus padres son obesos

50%
con obesidad

A un individuo clínicamente sano, que no se siente enfermo de nada y que funciona normalmente, pero a quien en algunos estudios rutinarios, como la medición de la presión arterial o la determinación del azúcar en la sangre, se le encuentran desviaciones anormales, como hipertensión arterial o hiperglicemia —que sabemos aumentan el riesgo de la aparición en el futuro de enfermedades más o menos graves, como infarto del miocardio o diabetes mellitus tipo 2—, ¿cómo podemos clasificarlo?

Ese individuo está sano hoy, pero ya no es normal porque algunos parámetros de su fisiología se apartan de la normalidad, definida en forma estadística en personas de su misma edad y sexo. Pero nuestro sujeto tampoco está enfermo, porque conserva la capacidad plena para desempeñar todas las funciones características del ser humano. Como no tenemos un término médico adecuado para referirnos a él, en la jerga profesional optamos por referirnos no al sujeto mencionado sino a sus características anormales, a las que llamamos *factores de riesgo.*

Por lo tanto, la respuesta a la pregunta original, ¿es la obesidad una enfermedad?, puede ser sí, a veces, cuando interfiere con una o más de las funciones características de nuestra especie. Además, aunque todavía no tenga este efecto aparente, la obesidad sigue siendo un problema de salud, como factor de riesgo de otras enfermedades.

Figura 26
Factor de riesgo en personas obesas para padecer diabetes mellitus tipo 2. El círculo de la diabetes, el símbolo establecido por la campaña Unidos por la Diabetes, liderada por la Federación Internacional de Diabetes, se adoptó como logotipo del Día Mundial de la Diabetes en 2007. El círculo de la diabetes es un símbolo simple, fácil de adaptar y usar. El significado del símbolo es increíblemente positivo. En muchas culturas, el círculo simboliza vida y salud. El color azul refleja el cielo, que une a todas las naciones y es el color de la bandera de las Naciones Unidas. El círculo azul simboliza la unidad mundial de la comunidad de la diabetes en respuesta a la pandemia de esta enfermedad.

6. La epidemia mundial y nacional de obesidad

En las últimas décadas el exceso de peso corporal se ha convertido en un importante problema de salud pública, tanto en los niños como en los adultos; es una verdadera epidemia mundial que ha afectado en gran proporción a México, pues nuestro país se encuentra en los primeros lugares de prevalencia de obesidad.

En la actualidad se calcula que, en el mundo, 10% (o sea, 10 de cada 100) de los niños entre cinco y 17 años de edad tienen sobrepeso, y dos de cada 10 ya son obesos. La prevalencia varía entre las diferentes regiones y países; por ejemplo, en algunos lugares de África cinco de cada 100 niños y adolescentes tienen obesidad, pero es un continente donde la comida escasea y el principal problema de salud de los niños es la desnutrición. En cambio, en el continente europeo 20 de cada 100 niños y adolescentes tienen sobrepeso u obesidad, mientras en América, desafortunadamente, la cifra se eleva a 30 de cada 100 niños o adolescentes que padecen sobrepeso u obesidad. El mapa de la figura 27 muestra en colores el aumento progresivo de la obesidad, cambiando la intensidad del color azul en

Figura 27
Porcentaje de obesidad en niños.

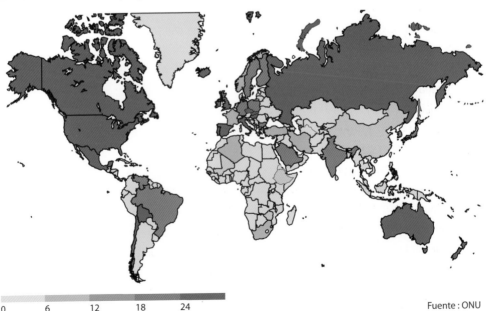

| 0 | 6 | 12 | 18 | 24 |

Fuente : ONU

los lugares de baja frecuencia de obesidad, a rosa fuerte en los de mayor frecuencia de obesidad en niños y adolescentes (FIG. 27).

En México, el Instituto Nacional de Salud Pública —que es el principal organismo encargado de detectar problemas de salud en la sociedad y de proponer soluciones adecuadas a corto y largo plazo— creó el Sistema Nacional de Encuestas de Salud en 1986, las cuales fueron diseñadas para conocer la evolución de las condiciones de salud y la nutrición de la población, así como los factores que influyen en las zonas urbanas y en las zonas rurales. Las encuestas han permitido saber cuál ha sido el aumento de sobrepeso y obesidad en los mexicanos.

En la primera encuesta, realizada en 1988, se esperaba encontrar los efectos de la pobreza en el desarrollo de los niños y adolescentes; en la década de los setenta se consideró que en México aproximadamente 30% de los niños menores de cinco años padecían desnutrición. Con el antecedente crónico del rezago social y la pobreza que aquejó a México desde la conquista española, los esfuerzos de las instituciones de salud fundadas alrededor de 1950 se enfocaron en mejorar las llamadas enfermedades de la pobreza (infecciones, diarreas, desnutrición). En los informes de gobierno se destacaron los programas en beneficio del agua potable y el alcantarillado, programas en favor de la mujer y el niño, y los antibióticos se hicieron de uso común. El resultado se reflejó en la primera encuesta de 1988: la desnutrición en la población de niños menores de cinco años disminuyó a 10%, pero al mismo tiempo se observó un nuevo problema de salud, el sobrepeso. Fue una sorpresa encontrar que 8% de los niños de esa edad tenían sobrepeso u obesidad; cabe mencionar que en ese periodo también se encontró un mayor número en la frecuencia de sobrepeso y obesidad en las mujeres adultas.

La segunda encuesta, en 1999, mostró que se había logrado que la desnutrición disminuyera en los menores de cinco años de edad a 5%, es decir a la mitad, mientras que el sobrepeso aumentó a casi 9%. Esta tendencia continuó en las encuestas siguientes y en el año 2012, que es la encuesta más reciente, los niños preescolares tienen una prevalencia de sobrepeso u obesidad de 9.7%, con lo que queda claro que la aparición y rápido aumento de este problema de salud es grave (FIG. 28).

Figura 28

Preocupa que la obesidad y el sobrepeso estén presentes en edades tan tempranas del desarrollo de los niños, pues es entonces cuando, generalmente, ellos corren y juegan todo el día, lo cual vuelve prioritario encontrar qué factores están influyendo para que se presente este problema, e intervenir para contrarrestarlos antes de que estos niños entren en la etapa escolar, en la cual comenzarán a pasar por lo menos cinco horas de la mañana sentados escuchando clase, sin actividad física alguna.

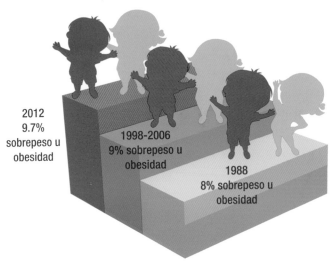

Aumento de sobrepeso y obesidad en preescolares
(niños y niñas de 5 años de edad)

2012
9.7%
sobrepeso u
obesidad

1998-2006
9% sobrepeso u
obesidad

1988
8% sobrepeso u
obesidad

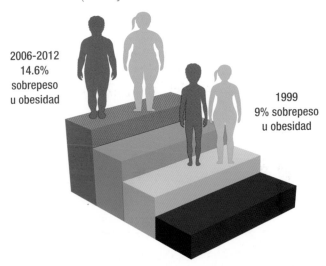

Aumento de sobrepeso y obesidad en escolares
(niños y niñas de 6-12 años de edad)

2006-2012
14.6%
sobrepeso
u obesidad

1999
9% sobrepeso
u obesidad

Figura 29
En la edad escolar (6-12 años de edad) los niños invierten cuatro horas por día de su tiempo libre en jugar con aparatos electrónicos y en ver televisión.

Para los niños escolares de seis a 12 años de edad, en 1999 se encontró una prevalencia de sobrepeso y obesidad de 9%; en la segunda encuesta, de 2006, había aumentado a 14.6%, casi un punto porcentual por año, y para 2012 esta prevalencia se mantenía igual (FIG. 29).

En 1988 y 1999 no se registró la prevalencia de sobrepeso y obesidad en los adolescentes del género masculino, solamente se registró para el género femenino, que pasó de 11.1% en 1988 a

28.3% en 1999, dato verdaderamente alarmante, pues en una década el porcentaje casi abarcaba a la tercera parte de la población de adolescentes. En la encuesta de 2006, en la cual sí se registraron los datos relativos a ambos sexos, los adolescentes de 12 a 19 años de edad presentaron una prevalencia de sobrepeso y obesidad de 33.2%, sin diferencia entre hombres y mujeres, y en 2012 aumentó a 34.4% (35.8% en el sexo femenino y 34.1% en el sexo masculino), como se ve en la figura 30. Este porcentaje de más de un tercio de sobrepeso u obesidad en las mujeres, marca un alto riesgo de complicaciones en el embarazo y el parto debido al exceso de grasa.

Los datos mencionados muestran que los niños y adolescentes mexicanos se encuentran dentro de los niveles más altos de frecuencia de sobrepeso y obesidad a nivel mundial.

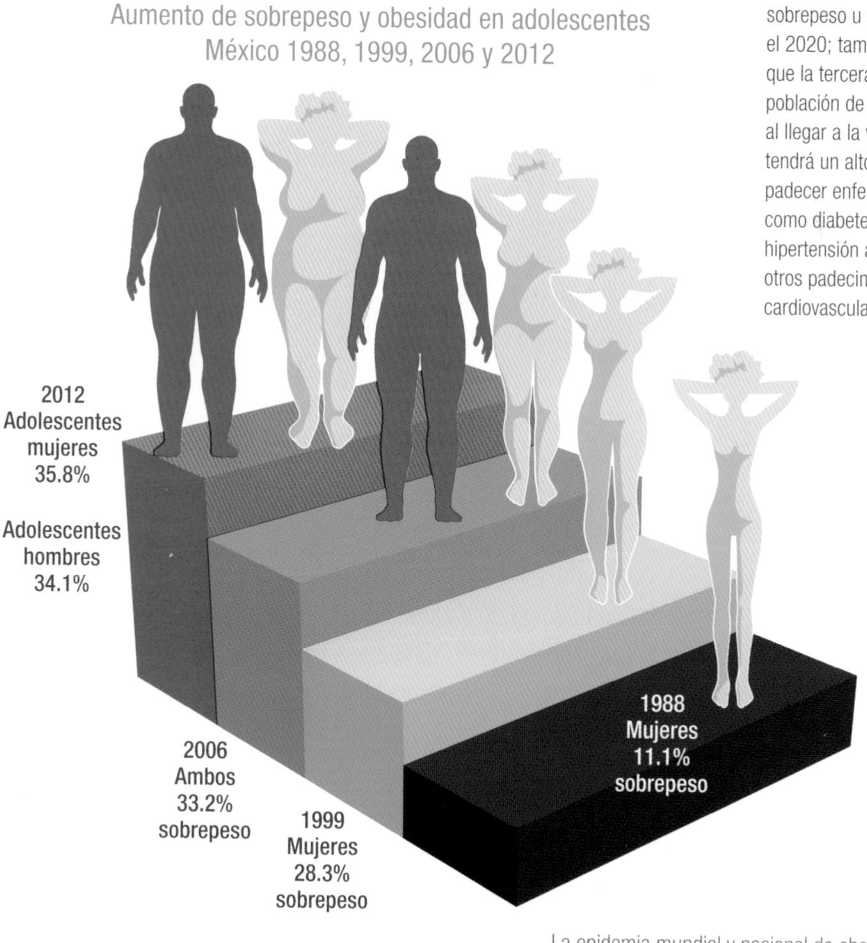

Figura 30

Estas cifras significan que seis millones de jóvenes serán adultos que padezcan sobrepeso u obesidad en el 2020; también muestran que la tercera parte de la población de adolescentes, al llegar a la vida adulta, tendrá un alto riesgo de padecer enfermedades como diabetes, hipertensión arterial y otros padecimientos cardiovasculares.

Aumento de sobrepeso y obesidad en adolescentes
México 1988, 1999, 2006 y 2012

2012
Adolescentes
mujeres
35.8%

Adolescentes
hombres
34.1%

2006
Ambos
33.2%
sobrepeso

1999
Mujeres
28.3%
sobrepeso

1988
Mujeres
11.1%
sobrepeso

7. Valoración del crecimiento y desarrollo del niño y del adolescente

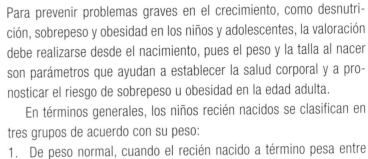

Para prevenir problemas graves en el crecimiento, como desnutrición, sobrepeso y obesidad en los niños y adolescentes, la valoración debe realizarse desde el nacimiento, pues el peso y la talla al nacer son parámetros que ayudan a establecer la salud corporal y a pronosticar el riesgo de sobrepeso u obesidad en la edad adulta.

En términos generales, los niños recién nacidos se clasifican en tres grupos de acuerdo con su peso:

1. De peso normal, cuando el recién nacido a término pesa entre 2 500 y 4 000 gramos.
2. De peso bajo, cuando el recién nacido a término pesa menos de 2 500 gramos; esto puede presentarse como consecuencia de alguna enfermedad materna.
3. Con sobrepeso, cuando el recién nacido a término pesa más de 4 000 gramos, como puede ocurrir con los hijos de madres con diabetes tipo 2.

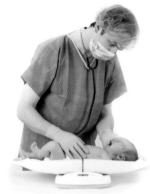

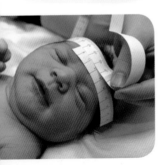

Figura 31
Recién nacidos: medición de la talla y del diámetro de la cabeza.

En un hospital, a todos los niños se les pesa y se les mide cuando nacen, las básculas son especiales para acostar al bebé cómodamente, son como una cama chiquita. La talla o estatura se mide con una escala llamada *tallímetro*, en la que se coloca al bebé bien estirado y se mide desde la cabeza a los talones, la distancia entre estos dos puntos es aproximadamente 50 cm. También se mide el perímetro de la cabeza, que es de alrededor de 34 cm. Estas mediciones deben realizarse cada mes hasta el año de edad; después se deben vigilar el peso y la talla cada seis meses hasta los 18 años de edad.

El cuidado del niño hasta la etapa preescolar está vigilado con un esquema establecido de vacunas, pero la atención empieza a disminuir conforme avanzan en edad. En la etapa escolar se abandona la valoración periódica de la talla y el peso, y para la adolescencia no se ha establecido ningún tipo de evaluación de salud y se desatiende la vigilancia del desarrollo. Los padres y el resto de la familia se limitan a comparar al niño con sus compañeros de escuela, lo que puede hacer que pasen por alto cambios importantes en su desarrollo.

Uno de los problemas del sobrepeso es que los cartílagos de crecimiento tienden a cerrarse prematuramente y, como consecuencia, el niño no alcanza la estatura adecuada para su edad, por lo que es recomendable que la valoración del peso y la talla se realicen periódicamente. Cualquier alteración detectada en estos parámetros requiere una evaluación médica cuidadosa, que incluya la historia y la estabilidad familiar, las limitaciones económicas, el entorno social donde se desarrolla el núcleo familiar, el ambiente escolar que el niño percibe, cómo expresa su desempeño escolar y qué dificultades personales encuentra, tanto en la casa como en la escuela. Naturalmente, también serán necesarios la exploración clínica y los exámenes de sangre. En la exploración clínica se examina al niño desnudo porque vestido puede aparentar buen aspecto, ocultando algunos signos poco aparentes pero sugestivos de anormalidad, como flacidez muscular localizada o aumento en la grasa abdominal. También debe establecerse la coincidencia del crecimiento con el desarrollo de los caracteres sexuales, cuya anormalidad puede sugerir algún trastorno hormonal que contribuya posteriormente al desarrollo de obesidad.

¿Qué se mide en los exámenes de sangre?

Los exámenes de laboratorio miden en la sangre la glucosa o azúcar, que es la principal fuente de energía de las células del organismo. La glucosa es transportada al interior de las células por la insulina, para la generación inmediata de energía o para su almacenamiento y uso ulterior (FIG. 32).

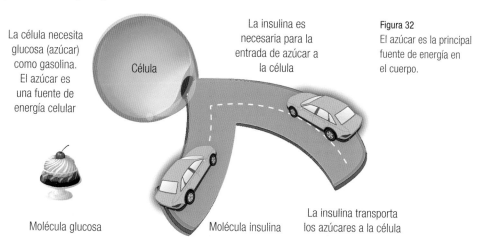

La célula necesita glucosa (azúcar) como gasolina. El azúcar es una fuente de energía celular

Célula

La insulina es necesaria para la entrada de azúcar a la célula

Figura 32
El azúcar es la principal fuente de energía en el cuerpo.

Molécula glucosa

Molécula insulina

La insulina transporta los azúcares a la célula

Tabla 1. Valores sanguíneos de glucosa en niños	
Evaluación	Glucosa de ayuno 10-12 hs
Valor normal	70-100 mg/dl
Intolerancia a la glucosa	100-125 mg/dl
Diagnóstico provisional de diabetes	126 mg/dl

Tabla 2. Confirmación del diagnóstico de diabetes	
Se le da a beber al niño una carga de glucosa (1.75 g/kg de peso) (máximo 75 g)	
Evaluación	2 horas poscarga
Normal	<140 mg/dl
Intolerancia a la glucosa	140 mg/dl-199 mg/dl
Diagnóstico de diabetes tipo 2	>200 mg/dl

Cuando este mecanismo de transporte es deficiente la glucosa se acumula en la sangre, a este trastorno se le llama *hiperglucemia.*

El hallazgo de glucosa elevada en la sangre en niños y adolescentes (los valores normales de azúcar en la sangre se muestran en las tablas 1 y 2) debe estudiarse más a fondo, con una prueba de laboratorio que examina la respuesta del organismo a la ingesta de glucosa. Esta prueba se conoce como *curva de tolerancia a la glucosa,* y consiste en que el niño tome en ayunas un vaso de agua con 75 mg de azúcar, y a la media hora, a la hora y a las dos horas se mide el nivel de azúcar en la sangre; en los niños o adolescentes con obesidad se recomienda hacer una medición a las tres horas. Mientras se hacen las mediciones se mantiene al niño reposando en un sillón cómodo y con una conexión especial en la vena que permite obtener la sangre sin dolor.

Otras sustancias que se evalúan son las grasas o lípidos, porque no sólo los niños con sobrepeso u obesidad pueden tener alteraciones que los ponen en riesgo de sufrir enfermedades del corazón; también hay niños delgados con problemas en la concentración de grasas en la sangre debidas principalmente al consumo de comida chatarra.

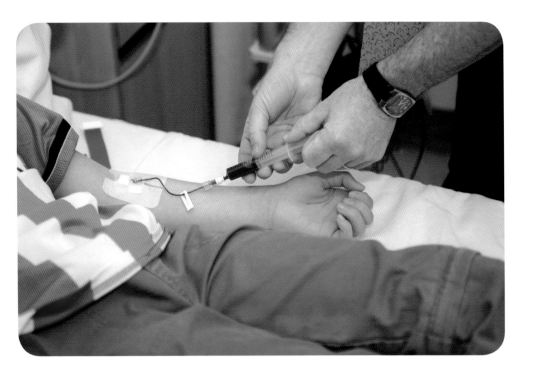

Los lípidos se depositan en la pared de los vasos arteriales y con el tiempo pueden obstruir la circulación de la sangre, como si fuera sarro en un tubo; esto puede tener consecuencias graves, como la falta de circulación en el corazón o en el cerebro.

La mayor parte del colesterol se transporta en la sangre en forma de partículas conocidas como lipoproteínas de baja densidad o LDL (por sus siglas en inglés: *low density lipoprotein*). Este tipo de lípido se conoce como colesterol "malo" porque cuando su concentración en el plasma sobrepasa los 130 mg/dl indica alto riesgo de desarrollo de problemas en la circulación de la sangre. En cambio, a las lipoproteínas de alta densidad o HDL (por sus siglas en inglés: *high density lipoprotein*) se les conoce como colesterol "bueno" porque representan el mecanismo por el que se elimina el colesterol excesivo de la sangre; se puede decir que "el colesterol bueno barre el colesterol malo" (FIG. 34).

Lo más saludable es que el colesterol "bueno" se encuentre en concentraciones elevadas en la sangre, lo que puede lograrse por medio del ejercicio cotidiano y evitando el consumo de comida rápida y chatarra.

Figura 33
Se recomienda no pasar por alto la medición de glucosa en la sangre, sobre todo en niños y adolescentes que tienen sobrepeso u obesidad, ya que esta condición representa mayor riesgo para que desarrollen diabetes tipo 2 en edad temprana.

Valores en la concentración de colesterol LDL (lipoproteínas de baja densidad) y HDL (lipoproteínas de alta densidad):

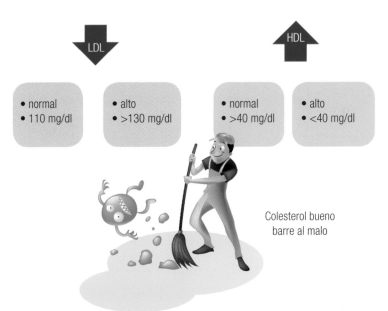

LDL
- normal
- 110 mg/dl

- alto
- >130 mg/dl

HDL
- normal
- >40 mg/dl

- alto
- <40 mg/dl

Colesterol bueno barre al malo

Figura 34
Los niveles de grasas deben medirse periódicamente en los niños y adolescentes; se recomienda hacerlo una vez al año, sobre todo en los niños cuyos padres o abuelos tengan concentraciones plasmáticas de colesterol de 240 mg/dl o más.

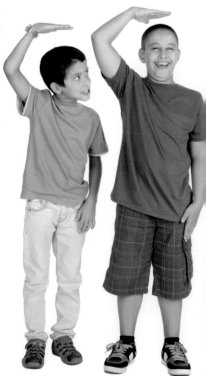

Para completar los exámenes de sangre se deben medir ciertas hormonas, como la del crecimiento (somatotropina), pues si su producción es deficiente, la estatura del niño se limitará hasta cinco centímetros por año, habrá retraso en la pubertad, mayor acumulación de grasa corporal y, probablemente, menor desarrollo de la capacidad mental. Pero también la producción de somatotropina puede ser excesiva y acelerar el crecimiento de manera exagerada, además de ocasionar trastornos en el metabolismo, debido a que se aceleran todas las funciones de maduración corporal.

Figura 35
Los niveles hormonales en el crecimiento y maduración de niños y adolescentes deben ser medidos periódicamente, de lo contrario pueden pasar inadvertidos trastornos que modifiquen su desarrollo y dejen deficiencias de por vida.

También la reducción de hormonas producidas por la glándula tiroides (las tiroxinas) ocasiona alteraciones en el crecimiento; con los niveles bajos de tiroxina aparece el hipotiroidismo, un trastorno que disminuye el metabolismo y provoca sobrepeso, fatiga, piel seca y frecuente estreñimiento. Los niños y jóvenes con este problema también presentan retraso del crecimiento y del aprendizaje, y alcanzan la pubertad tardíamente.

Cuando los niveles de tiroxina están elevados el metabolismo funciona exagerando las reacciones, con hambre difícil de controlar, hiperactividad física e intolerancia al calor.

La aparición de los cambios corporales asociados a la pubertad ayuda a valorar si su desarrollo en la adolescencia va de acuerdo con la edad; a veces esos cambios aparecen a una edad anormalmente temprana, la que se conoce como *pubertad precoz.*

La medición anual de los parámetros sanguíneos permite detectar oportunamente alteraciones que no se manifiestan con molestias claras y pueden pasar inadvertidas, sobre todo porque los organismos de los niños y adolescentes tienen la capacidad de compensar muchas molestias para seguir activos, por lo que se recomienda realizar una valoración médica anual que incluya siempre los exámenes mencionados.

Exámenes de sangre que deben realizarse anualmente en los niños y adolescentes

- Biometría hemática: sirve para saber si las células de las sangre tienen la forma adecuada y el número de ellas es el correcto.
- Química sanguínea: sirve principalmente para revisar que la concentración de azúcar en la sangre sea la correcta y para saber si los riñones funcionan adecuadamente.
- Perfil de lípidos completo: es la forma de saber si la concentración de grasas en la sangre es la adecuada.
- Perfil hormonal: ayuda a valorar que el crecimiento y desarrollo del niño y adolescente sean normales.

8. La obesidad y el embarazo en las adolescentes

Los adolescentes carecen de programas educativos en sexualidad y afectividad, incluso todavía en el siglo XXI hablar de sexualidad es un tabú en las escuelas o en los hogares.

Desafortunadamente, la mayoría de los medios de comunicación difunden de manera irresponsable conductas sexuales que los jóvenes repiten como conductas afectivas; la desorientación sexual junto con los cambios hormonales, propician el comienzo de las relaciones sexuales en edades muy tempranas, lo que da como resultado embarazos no planeados, y a esto se puede añadir carencias de evaluación del estado de salud de la adolescente antes de embarazarse.

Es común que debido al conflicto familiar se descuide la salud de la adolescente, sobre todo en los primeros tres meses del embarazo, con desatención en el aporte de nutrimentos. Desde el principio del embarazo deben consumirse suplementos de calcio, folatos, vitamina B12 y hierro. La prescripción de una dieta suficiente y variada asegura el buen estado nutricional de la madre y la óptima disponibilidad de nutrientes para el niño.

Las jóvenes adolescentes embarazadas constituyen un grupo de mayor riesgo, pues los requerimientos de nutrición aumentan en la segunda década de la vida y a ello se agregan las necesidades de energía y nutrientes para satisfacer el crecimiento y desarrollo fetal, que con frecuencia no se toman en cuenta.

En las embarazadas adolescentes con un IMC < 20 kg/m^2, o sea con bajo peso, el desarrollo del feto puede tener dificultades, no crecer en forma adecuada y correr mayor riesgo de malformaciones. Nacer con bajo peso acarrea mayores pro-

Figura 36
Los embarazos no planeados en adolescentes requieren de atención especializada para ayudarlos a resolver esta situación inesperada y difícil de afrontar para su edad.

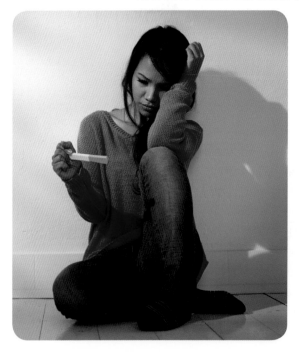

babilidades de sufrir complicaciones a corto plazo, como infecciones o problemas respiratorios, y, a largo plazo, más alto riesgo de padecer sobrepeso u obesidad.

Las principales malformaciones congénitas descritas en niños de madres obesas son problemas de cierre de la columna vertebral, como espina bífida y defectos del tubo neural, así como trastornos cardiacos. No hay una explicación exacta de por qué los hijos de madres obesas son más propensos a estos defectos congénitos, aunque la demanda y la ingesta de ácido fólico es mayor en la mujer con obesidad, lo que pudiera estar relacionado con este fenómeno.

Las mujeres en edad fértil deben conservar su IMC entre 22 y 25; durante el segundo y el tercer trimestre del embarazo una mujer con obesidad debe ganar alrededor de 200 a 220 g de peso por semana. Al final del embarazo no debe haber aumentado más de siete a ocho kilogramos de peso.

Para la mujer con obesidad que haya dado a luz por cesárea y quiera volver a embarazarse, lo ideal es que lo intente con el peso adecuado, lo más cercano a un IMC de 25.

Si el embarazo se presenta en la adolescencia, la recomendación es un examen médico cuidadoso con valoración de peso, presión arterial, revisión exhaustiva de la circulación en las piernas para detectar várices, una muestra de tejido del cuello uterino, cultivo de la secreción vaginal y exámenes de laboratorio que revisen el estado de salud general (para detectar trastornos como anemia, alteraciones de la glucosa o del funcionamiento de los riñones y niveles en las hormonas), además de grupo sanguíneo y factor Rh, así como pruebas para detectar enfermedades de transmisión sexual: gonorrea, sífilis, virus de inmunodeficiencia humana (VIH) y otras.

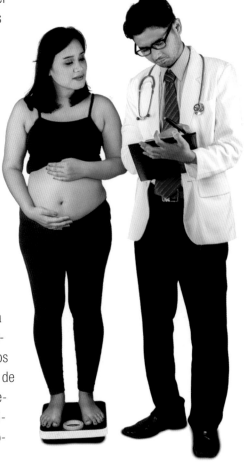

Figura 37
No se recomienda que la mujer embarazada baje de peso durante su embarazo. Lo ideal es que suba lo que requiera y se mantenga estable.

9. Recomendaciones básicas de nutrición para los adolescentes

Muchos adolescentes reafirman su personalidad con la independencia y pueden reaccionar rechazando los hábitos alimentarios familiares y los horarios regulares para los alimentos. Además, la mayoría de ellos realiza la comida principal en la escuela. Los comedores de los centros docentes o los expendios de comida alrededor de ellos ofrecen muy pocos alimentos nutritivos, por lo que es clara la urgencia de una normativa en la oferta alimentaria suministrada o permitida en los recintos educativos. Ya se ha hecho hincapié en algunas restricciones de comida chatarra en las escuelas primarias, pero no en la secundaria y preparatoria.

La juventud puede ser la última oportunidad para apoyar nutricionalmente a las jóvenes para una vida adulta sana y el mejor momento para preparar adecuadamente el cuerpo para un posible embarazo. Cambios únicos pueden ocurrir durante este periodo en el cual se establecen los patrones adultos, en los que las adaptaciones físicas y psicológicas tienen una influencia notable en el comportamiento de la alimentación.

Es fácil perder la salud debido a una deficiencia alimenticia a corto o a largo plazo, por lo que a continuación se enumeran recomendaciones básicas para un mejor cuidado de la salud en las etapas de mayor independencia del adolescente.

Alimentación

El modelo de la belleza actual, tanto de hombres como de mujeres, hace hincapié en la delgadez extrema, lo que origina que los niños y adolescentes sientan insatisfacción corporal y se mantengan con la firme voluntad de modificar la forma de su cuerpo alterando el aporte de nutrientes; estas deficiencias por lo regular pasan inadvertidas, ya que no hay ninguna manifestación sintomática, a menos que los niveles alcanzados sean muy bajos. Por ello es necesario vigilar que, en lo posible, se cubran los siguientes requerimientos:

Calcio

Tomar calcio es esencial para que la formación de los huesos sea adecuada, lo que asegura el crecimiento que culmina durante la segunda década de la vida en la edad adulta; si no se obtiene una masa ósea adecuada, existe un riesgo mayor de fracturas. Hay situaciones que pueden originar déficit de calcio, como la ingesta excesiva de proteínas, actividad física intensa o enfermedades digestivas frecuentes (FIG. 38).

La ingesta adecuada de calcio es de 1 300 mg/día, siendo el nivel máximo de 2 500 mg/día.

No se deben sobrepasar las cifras recomendadas de calcio, porque se altera la absorción de hierro y zinc.

Figura 38
Tomar calcio es esencial para el desarrollo y crecimiento de los huesos.

Hierro

El hierro es necesario para el crecimiento de los músculos y de los huesos y para la formación de la sangre; además, ayuda en la defensa contra las infecciones y es prioritario para el desarrollo normal del sistema nervioso central. Es difícil estimar los aportes diarios de hierro debido a la amplia variación de la absorción de los alimentos, ya sea de carnes o vegetales.

Los síntomas de la falta de hierro pueden ser sutiles e inespecíficos, como cansancio, cefalea, mareos, palpitaciones, respiración acortada, disminución del rendimiento escolar y otros problemas. Los requerimientos de hierro en las mujeres son ligeramente más elevados que en los hombres.

El déficit de hierro suele deberse a ingesta reducida, infecciones y menstruación abundante, y con frecuencia se acompaña de disminución de otros micronutrimentos

En México, aproximadamente 20% de las mujeres embarazadas sufre de deficiencia de hierro (anemia), especialmente entre los 15 y 16 años de edad.

La suplementación diaria de hierro oral, a una dosis de 60 a 120 mg, puede corregir la mayoría de las anemias leves a moderadas (FIG. 39).

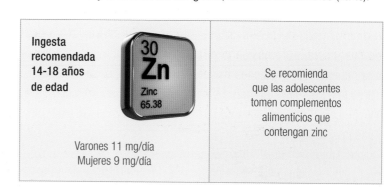

Niveles bajos de hierro	Los síntomas abarcan falta de energía, dificultad para respirar, dolor de cabeza, irritabilidad, vértigo o pérdida de peso
Ingesta recomendada 14-18 años de edad	Varones 11 mg/día Mujeres 15 mg/día

Figura 39
Tomar hierro mejora el pensamiento, el aprendizaje y la memoria en los niños y adolescentes con niveles bajos de este nutrimento.

Zinc

El zinc es indispensable para el aumento de la masa muscular y del esqueleto óseo, así como para la maduración sexual. El déficit puede deberse a ingesta insuficiente, o ser secundario a politraumatismos u otras agresiones, frecuentes en la adolescencia. Las deficiencias leves producen retraso del crecimiento y de la maduración sexual, acné, anorexia, letargia, infecciones recurrentes, cicatrización inadecuada de las heridas y alteraciones del gusto, entre otros cambios (FIG. 40).

Figura 40
El zinc se encuentra en las células de todo el cuerpo. Es necesario para que el sistema de defensa (sistema inmunitario) trabaje apropiadamente. Desempeña un papel importante en la división y crecimiento de las células, al igual que en la cicatrización de heridas y en el metabolismo de los carbohidratos. La deficiencia de zinc puede ocasionar acné.

Ingesta recomendada 14-18 años de edad		Se recomienda que las adolescentes tomen complementos alimenticios que contengan zinc
Varones 11 mg/día Mujeres 9 mg/día		

Los hábitos alimenticios desordenados en la adolescencia y la carencia económica muy generalizada en la población de México, aunada a la falta de educación para ingerir alimentos adecuados, se conjuntan para que el consumo de nutrimentos sea deficiente, por lo que se recomienda establecer por periodos suplementos que contengan vitaminas A, C y D, calcio, hierro, zinc y ácido fólico, que son nutrimentos esenciales. Se pueden encontrar suplementos de sabor agradable, y se debe tratar, en lo posible, de que formen parte de la alimentación cotidiana, por ejemplo que se puedan tomar con el licuado del desayuno.

Ejercicio

Los adolescentes que tienen actividades deportivas cotidianas consumen menos tabaco, alcohol y otras drogas; además tienen una convivencia social más activa, que beneficia la formación del carácter, la toma de decisiones y la disciplina.

El ejercicio practicado con regularidad ayuda a prevenir importantes enfermedades como la obesidad, la osteoporosis o los trastornos cardiacos; 45 minutos diarios de ejercicio intenso mantienen una condición física adecuada, pero es insuficiente para la energía que se tiene a esa edad, así que lo recomendado es por lo menos dos horas diarias de deporte en grupo. Las ventajas físicas de la actividad deportiva se suman a sus beneficios emocionales, mientras que los adolescentes que escogen ser sexualmente activos por lo regular están limitados en sus actividades físicas y de convivencia social grupal, y sus decisiones emocionales son muy inestables, pues el entorno inactivo no les permite manejar los cambios físicos y la energía propia de su edad.

Si bien la actividad deportiva habitual es muy beneficiosa, hay que tener cuidado con la práctica de ejercicio en exceso: cuando es muy intenso o prolongado provoca un contenido graso corporal bajo no saludable, lesiones físicas y desgaste físico y emocional; el

Figura 41
La adolescencia es una etapa con dificultad en el manejo de las emociones, es necesario vigilar que la actividad física no se convierta en una conducta que ponga en riesgo la salud.

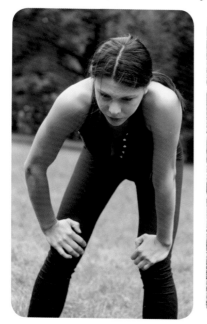
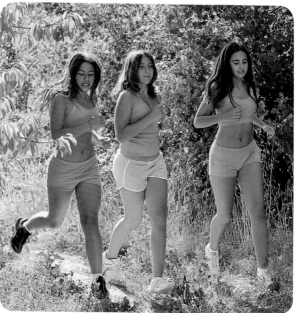

ejercicio debe ser divertido, equilibrado, de convivencia social y con beneficio en la salud corporal.

Unión en la familia

La adolescencia es un periodo con cambios físicos y psicológicos en el que pueden presentarse situaciones de conflicto con los padres; muchas veces éstos no saben cómo enfrentar este tipo de situaciones y sobreviene un rompimiento en la comunicación con sus hijos, que puede ocasionar que el adolescente busque apoyo externo para resolver sus conflictos, con el riesgo de encontrar información incorrecta y poco sana para su desarrollo.

Es por ello que la comunicación familiar es esencial para que los adolescentes puedan hablar con confianza con sus padres, hermanos o abuelos de los problemas que les aquejan, y que se den cuenta de que están con ellos y no contra ellos.

Es en la familia donde principalmente se adquiere la caracterización de la personalidad y nuestro primer contexto de socialización; por lo tanto, si se aprende a socializar en el núcleo familiar, se facilitará el desarrollo en la sociedad.

Se debe permitir a los adolescentes independencia en las decisiones una vez que se les otorga orientación; por ejemplo, uno de los conflictos más comunes es el diálogo abierto respecto de la conducta sexual: es común que en el hogar no se hable del uso de anticonceptivos ni del riesgo de infecciones de transmisión sexual, o de la claridad que tengan o no acerca de la responsabilidad del compromiso que implica tener un hijo. Toda esta información la adquieren fuera de cualquier contexto educativo; es muy claro que se necesitan programas escolares con personal capacitado que imparta clases de educación sexual; estos programas deberían ser obligatorios con intervención cotidiana, susceptibles de evaluación y ser producto de la asesoría de servicios de salud. También sería de mucha ayuda para la familia que los padres pudieran tener acceso a este tipo de educación, pues el comportamiento afectivo con la pareja necesita de orientación para la solución de conflictos. Cuando se implementan estrategias educativas, disminuyen los embarazos no deseados y permiten que el adolescente adquiera una mayor estabilidad emocional que más tarde le permita planear una familia.

El método anticonceptivo ideal en el adolescente debería ser muy eficaz, no depender del cumplimiento en las tomas, proteger contra las enfermedades de trasmisión sexual, no tener riesgos de salud durante el uso ni consecuencias negativas en la salud futura, con ninguno o sólo pocos efectos secundarios; en la realidad, sólo se ha llegado a cubrir el primer punto.

Los anticonceptivos orales que generalmente se utilizan tienen una eficacia superior a 99%, pero para ser eficaces tienen que tomarse regularmente; no protegen contra las enfermedades de trasmisión sexual e incluso tienen un efecto inhibidor sobre el uso de preservativos.

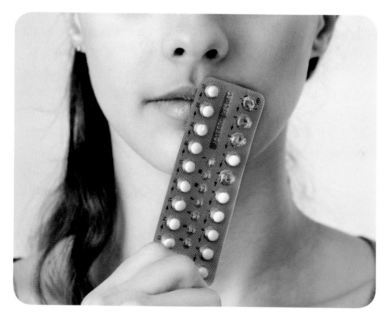

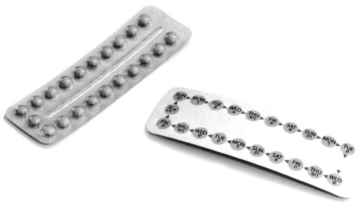

Figura 42
Para la mayoría de los adolescentes el balance de riesgos y beneficios de los anticonceptivos orales es favorable, lo que hace que este valioso método se recomiende ampliamente, pero la prescripción debe ser hecha por un médico, quien determinará el riesgo/beneficio de manera individual, con un alto grado de confidencialidad.

10. Peligros y complicaciones de la obesidad en niños y adolescentes

El sobrepeso y la obesidad en niños y adolescentes pueden provocar diferentes trastornos. Para su detección se ha recomendado acudir periódicamente a revisión médica, pero aquí se mencionan algunos de los riesgos más comunes, que deben ser del conocimiento general de padres y maestros.

Problemas hormonales

Hipotiroidismo

El hipotiroidismo es una de las enfermedades de la glándula llamada *tiroides* que se presenta con frecuencia en niños y adolescentes. Es muy importante detectar si la glándula tiroides presenta problemas, porque influye directamente en el crecimiento y desarrollo del ser humano desde que se encuentra en el útero hasta la pubertad. Las consecuencias de no detectar a tiempo cualquier falla en esta glándula serán mayores si ocurren en etapas de rápido crecimiento y desarrollo, como los cuatro primeros años de vida y el periodo de la adolescencia. El retraso en el desarrollo somático y psicomotor puede ser permanente, tanto en el niño como en el adolescente, y ser causa de una talla baja y un mal crecimiento de músculos y huesos. Es posible que lo único que noten los padres en estos niños o adolescentes es que son friolentos, tienen problemas con su dentadura, están

Tabla 3. Hipotiroidismo en niños y adolescentes

Iniciado antes de los tres años
- Estatura baja
- Dificultad para desarrollar actividades manuales propias de esa edad
- Cara tosca
- Lengua prominente
- Llanto ronco
- Piel seca
- Retardo en la erupción dentaria

Iniciado en edad escolar
- Estatura baja
- Muy delgados o con sobrepeso
- Vello corporal
- Calificaciones normales, pero muy distraídos

Iniciado en la adolescencia
- Retraso o desarrollo precoz en el inicio de caracteres sexuales secundarios
- Fatiga, somnolencia
- Síntomas depresivos

subiendo de peso y son muy tranquilos; las manifestaciones que deben llamar la atención de padres o maestros pueden consultarse en la tabla 3, pero hay muchas otras que deben ser exploradas por el médico, por ello se recomienda el examen anual del perfil hormonal.

Síndrome de ovario poliquístico

Es un trastorno hormonal (endócrino) que afecta frecuentemente a la mujer en edad reproductiva. Por lo regular se descubre en la pubertad, pues es una de las principales causas de menstruación irregular. Ocurre en 4 y 12% de las mujeres en el mundo; tan sólo en los Estados Unidos se considera que de siete a diez millones de mujeres sufren este padecimiento y, de ellas, más de 50% tienen sobrepeso u obesidad.

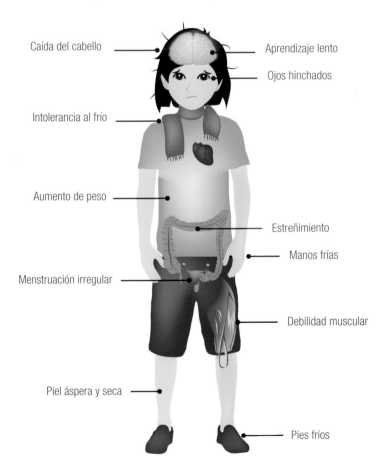

Hipotiroidismo en niños y adolescentes

Caída del cabello

Aprendizaje lento

Ojos hinchados

Intolerancia al frío

Aumento de peso

Estreñimiento

Manos frías

Menstruación irregular

Debilidad muscular

Piel áspera y seca

Pies fríos

Figura 43
Hipotiroidismo en niños y adolescentes. Las manifestaciones que se pueden observar no están siempre presentes.

Las niñas con bajo peso al nacer tienen mayor riesgo de desarrollar este síndrome, aunque el sobrepeso y la obesidad también inciden en su desarrollo.

El diagnóstico debe hacerlo un médico, y el tratamiento varía dependiendo de las alteraciones encontradas en el examen físico y en los exámenes de laboratorio.

Las recomendaciones adicionales para mejorar este problema son: hacer ejercicio, evitar el sobrepeso, no fumar y llevar una dieta balanceada.

El padecimiento consiste en una combinación de trastornos:

- Resistencia a la insulina
- Irregularidades menstruales
- Periodos largos en los que no hay ovulación
- Exceso de hormonas masculinas (andrógenos)
- Crecimiento excesivo de vello con distribución masculina, acné, piel oscura, obesidad y quistes en los ovarios

Hiperglucemia y diabetes

El organismo utiliza energía para todas sus funciones. Los seres humanos adquieren esa energía mediante la ingesta de alimentos; todo lo que se come pasa por el proceso de digestión, que consiste en la transformación de los alimentos en sustancias más sencillas para ser absorbidas. En este proceso, gran parte de lo ingerido se convierte en glucosa, que es la principal fuente de energía de las células del organismo. Para que la glucosa entre al interior de las células es indispensable una hormona transportadora llamada *insulina;* una vez que la glucosa está dentro de la célula se puede utilizar como energía o almacenarse para cuando se necesite.

La excesiva ingesta cotidiana de alimentos puede resultar en la pérdida de la capacidad de regular los niveles normales de glucosa en la sangre. Este desequilibrio se presenta más comúnmente en personas con antecedentes hereditarios de diabetes mellitus tipo 2, y su principal manifestación es la hiperglucemia.[2]

Con frecuencia la hiperglucemia ocurre cuando el organismo no cuenta con la suficiente cantidad de insulina o cuando no puede uti-

---

[2] Término técnico que se utiliza cuando los niveles de azúcar en la sangre se encuentran elevados por encima de lo normal.

lizar la insulina adecuadamente. La detección de hiperglucemia puede ser indicador de una diabetes subyacente o futura.

En la infancia y adolescencia, el origen más común de la diabetes mellitus es una alteración en las células que generalmente protegen al organismo de infecciones, pero que, en lugar de defenderlo pueden dañar, por ejemplo, la función del páncreas, que es la glándula que secreta la insulina; cuando esto sucede, la enfermedad se denomina *diabetes mellitus tipo 1,* y en su tratamiento es necesario suministrar insulina.

Otra forma de diabetes, denominada tipo 2, era poco frecuente en la población infantil y en los adultos jóvenes, pero desde hace aproximadamente tres décadas varios factores han influido para que cada día sea más común, entre otros, la obesidad, junto con la sobrealimentación, el tipo de alimentos con alto contenido de grasas y azucares y el factor hereditario; todos ellos estimulan el desarrollo de un mecanismo primario de respuesta a los agresores del organismo conocido como *inflamación*. Si los estímulos externos mencionados (como cargas repetidas y excesivas de azúcar) son constantes, la inflamación se vuelve crónica.

Cuando aparecen estos síntomas ya existe daño orgánico, por lo que el diagnóstico oportuno se vuelve prioritario; cerca de la mitad de los pacientes con diabetes tipo 2 muere prematuramente por enfermedades cardiovasculares, y casi 10% muere por insuficiencia renal. La mortalidad mundial anual atribuible a la diabetes en adultos se estimó en 3.8 millones de muertes en 2010.

El diagnóstico puede y debe hacerse en forma temprana con un examen de sangre, que puede detectar alteraciones en la fase presintomática e incluso prehiperglucémica. El rango normal de la glucosa en la sangre por la mañana, en ayunas, es de 80 a 100 mg/dl. Este control lo llevan a cabo hormonas reguladoras (insulina, glucagón, adrenalina, noradrenalina, cortisol y la hormona del crecimiento), por lo que, en caso de encontrarse alterado, es necesario valorar en conjunto el perfil hormonal.

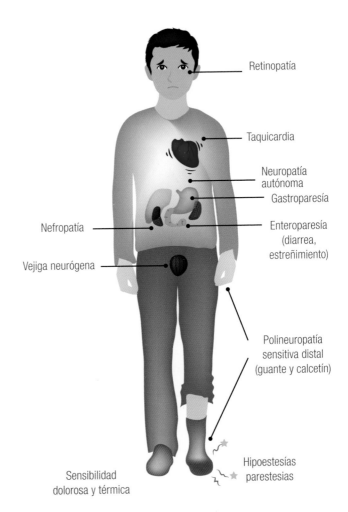

Retinopatía

Taquicardia

Neuropatía
autónoma

Gastroparesía

Nefropatía

Enteroparesía
(diarrea,
estreñimiento)

Vejiga neurógena

Polineuropatía
sensitiva distal
(guante y calcetín)

Sensibilidad
dolorosa y térmica

Hipoestesías
parestesias

Figura 44
La diabetes mellitus es
un proceso patológico
crónico, lento y silencioso
que puede permanecer
enmascarado durante 10
años o más, pero que, al
manifestarse clínicamente,
causa trastornos,
principalmente en la
circulación sanguínea
de los pies, de los ojos, de
los riñones, del corazón
y del cerebro.

Dislipidemias

Las dislipidemias son trastornos en la concentración normal de los lípidos que existen en el plasma sanguíneo. Tales sustancias son de distintos tipos y cumplen con diferentes funciones en el organismo, algunas de mucha importancia para la conservación de la salud. Entre ellas pueden señalarse la reserva energética (que corresponde principalmente a los triglicéridos), la estructura de las membranas celulares (formadas por capas bimoleculares de fosfolípidos), la normalidad del metabolismo y las funciones reproductivas (que dependen de hormonas esteroides), y la regulación de la temperatura del cuerpo (los lípidos evitan la pérdida de calor). Después de su ingestión con los alimentos, los lípidos se absorben en el intestino y pasan a la sangre emulsificados, gracias a la acción combinada de los ácidos biliares y de las lipoproteínas.

Las alteraciones en los lípidos casi siempre se presentan como aumentos más o menos elevados en sus concentraciones normales, sobre todo en sujetos obesos, y pueden tener consecuencias graves en el aparato circulatorio. Los lípidos se depositan en la pared de los vasos arteriales y con el tiempo estimulan una reacción fibrosa conocida como ateroesclerosis, que obstruye progresivamente la circulación de la sangre. La disminución en la cantidad de sangre se conoce como isquemia y puede producir alteraciones graves en los tejidos, especialmente en los que requieren cantidades normales de oxígeno para su función, como el corazón y el cerebro. La irregularidad en la pared de la arteria favorece la formación de coágulos sanguíneos, que obstruyen y pueden cerrar completamente el paso de la sangre, lo que tiene graves consecuencias, como infarto al miocardio o cerebral.

Valores de colesterol en niños y adolescentes

Niveles	Colesterol total	Lipoproteínas de baja densidad LDL	Triglicéridos	Lipoproteínas de alta densidad HDL
Aceptable	< 170 mg/dl	< 110 mg/dl	110mg/dl	> 40 mg/dl
Límite	170 a 199 mg/dl	110-129 mg/dl	110mg/dl	40 mg/dl
Alto	> 200 mg/dl	>130 mg/dl	> 110mg/dl	< 40 mg/dl

Figura 45
Valores de colesterol en niños y adolescentes.

Hipertensión arterial

La presión arterial es la fuerza que lleva la sangre a todas las partes del cuerpo. El corazón bombea constantemente sangre a través de vasos sanguíneos llamados *arterias,* que llevan la sangre desde el corazón a todos los órganos y tejidos, transportando oxígeno y nutrientes. Las arterias tienen paredes gruesas y ligeramente elásticas, que soportan presión; los músculos de las paredes arteriales les permiten contraerse y dilatarse para regular la presión sanguínea, según la cantidad de sangre que llega a los órganos periféricos. Esa sangre debe regresar por las venas desde los órganos hasta el corazón y desde éste a los pulmones; en los pulmones, la sangre intercambia el dióxido de carbono por el oxígeno del aire inspirado.

Hay dos puntos en los que se puede medir la presión arterial, uno llamado presión arterial *sistólica*, que corresponde al valor máximo de la tensión arterial, que es cuando el corazón se contrae, y el otro, la presión *diastólica*, corresponde al valor mínimo de la tensión arterial cuando el corazón se relaja después de la contracción.

La medición de la presión arterial se efectúa con un aparato llamado esfigmomanómetro o baumanómetro, que consta de un brazalete inflable que se coloca en el brazo y —por medio de una presión controlada, que va de más a menos— permite medir los puntos más altos y más bajos de la presión en el corazón.

Cada día estos aparatos son más prácticos y precisos en las mediciones, de tal manera que hoy se pueden utilizar los aparatos digitales con la debida calibración de manera periódica. Cuando los valores de la presión arterial se encuentran por arriba del rango normal (de acuerdo con la edad) en más de tres ocasiones sucesivas, se establece la presencia de hipertensión; este diagnóstico lo hace el médico, pues los valores de la presión arterial en los niños y adolescentes van cambiando conforme la edad, el peso, la talla y el género.

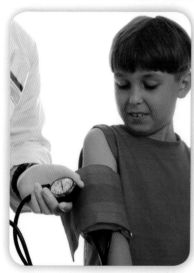

Figura 46
El manguito del baumanómetro se debe adecuar para las diferentes edades en niños y adolescentes.

La frecuencia de la hipertensión arterial en niños y adolescentes está aumentando, y cada vez es mayor la sospecha de que la hipertensión arterial del adulto tiene su origen en la infancia. El sobrepeso u obesidad en los niños así como el aumento de los lípidos en la sangre y el consumo excesivo de sal (sodio) en los alimentos, o una escasa ingesta de potasio (por ejemplo plátano, tomate, aguacate), influyen en que aparezca la hipertensión.

El antecedente hereditario tiene una alta influencia, pues se presenta con más frecuencia en los niños que tienen papás o abuelos que padecen hipertensión, o que son obesos; cerca de 60 a 70% de la hipertensión en las familias puede atribuirse a factores genéticos. También se ha observado que el bajo peso al nacer predispone a un mayor riesgo para que en la edad adulta se padezca hipertensión. La mayoría de los factores mencionados se pueden prevenir desde el cuidado integral de la mujer embarazada, quien debe tener un peso corporal adecuado y una alimentación balanceada que permitan el crecimiento saludable de su hijo desde su concepción.

Conforme el niño se desarrolla puede crearse el ambiente propicio para que desde sus primeros años adquiera el hábito de actividad física continua, se cuide la calidad de los alimentos y se realicen evaluaciones médicas cada seis meses, que incluyan la toma y registro de la presión arterial a partir de los tres años de edad.

Otras causas de hipertensión arterial en los niños son relativamente raras, como alteraciones hormonales, algunos tipos de cáncer o trastornos del sistema nervioso central, que por lo general se presentan de forma muy evidente. Es necesario tener muy en cuenta que la hipertensión puede ser causada por medicamentos, como los descongestivos que se usan en los niños con problemas respiratorios, antibióticos, anticonceptivos orales de uso común e irregular en las adolescentes, o el uso de drogas como la cafeína y la cocaína.

Síndrome metabólico

El síndrome metabólico es un conjunto de problemas de salud que pueden aparecer en forma simultánea o secuencial en diferentes individuos, causado por la combinación de factores genéticos y ambientales asociados al estilo de vida. El síndrome metabólico tiene cuatro componentes: hiperglucemia, dislipidemia, hipertensión arterial y sobrepeso u obesidad. La presencia del síndrome metabólico aumenta el riesgo de desarrollar diabetes mellitus tipo 2, y de enfrentar problemas graves de circulación cerebral o del corazón.

Las primeras descripciones de la asociación entre diabetes mellitus, hipertensión arterial y dislipidemia se hicieron alrededor de 1920; sin embargo, fue en 1988 cuando el doctor Gerald M. Reaven, propuso que estos factores tendían a ocurrir en un mismo individuo en la forma de un síndrome que denominó "X", en el que la resistencia a la insulina constituía el mecanismo fisiopatológico básico. En el transcurso de los años se han agregado nuevos componentes a la definición inicial del síndrome X, que a su vez ha recibido diversas denominaciones: síndrome X plus o cuarteto de la muerte.

Perímetro de cintura excesivo (>102 cm o más en varones, >88 cm o más en mujeres)

Niveles altos de triglicéridos (>150 mg/dl)

Niveles bajos de colesterol HDL (por debajo de los 40 mg/dl en varones; inferior a los 50 mg/dl en mujeres)

Hipertensión arterial (presión sistólica igual o por encima de 130 mmHg; presión diastólica igual o por encima de 85 mmHg)

Glucosa en ayunas de 100 mg/dl o más

Estas denominaciones expresan que no se trata de una enfermedad, sino de un grupo de problemas de salud, que aumentan hasta cinco veces la probabilidad de muerte por problemas cardiovasculares, aunque por lo regular no presentan ninguna molestia. El síndrome metabólico puede aparecer en personas aparentemente sanas y delgadas; es necesario recalcar que hay niños delgados con diagnóstico de síndrome metabólico, aunque este síndrome está especialmente ligado a la sobrealimentación, ausencia de actividad física y exceso de grasa corporal, particularmente la abdominal.

No existe acuerdo acerca de la definición de síndrome metabólico en los adultos; la del consenso en el tercer informe de un grupo de expertos internacionales que estudian cómo mejorar el tratamiento de los adultos con problemas de colesterol mediante un programa de educación (National Colesterol Education Program Adult Treatment, NCEP ATP III) propone tomar en cuenta que existen diferencias entre los distintos grupos étnicos (FIG. 47).

Ateroesclerosis

Es la consecuencia vascular arterial de los trastornos en el metabolismo de los lípidos o grasas en el organismo; el término ateroesclerosis proviene de los vocablos griegos *athéro*, "pasta", y *sklerós*, "duro, piedra". Su nombre explica el daño que puede presentarse: la reducción en el diámetro y en la reactividad de las arterias, debido a los cambios anatómicos generados por las altas concentraciones de lípidos en la sangre. La obesidad en los niños implica una acumulación progresiva de grasa en la pared de los vasos sanguíneos y, por lo tanto, un mayor riesgo de problemas circulatorios en la edad adulta, pero, igual que el

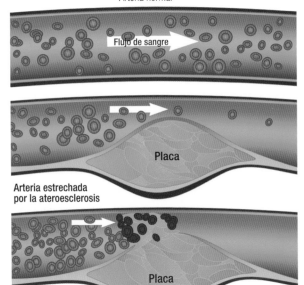

Arteria normal

Flujo de sangre

Placa

Arteria estrechada
por la ateroesclerosis

Placa

Figura 48
Las placas ateroescleróticas pueden iniciarse como estrías adiposas entre los 10 y los 20 años de edad; la aparición de placas fibrosas suele presentarse entre los 20 y los 30 años de edad, y después de los 45 años se pueden encontrar placas calcificadas, pequeñas ulceraciones o placas con acumulación de elementos de la sangre en la parte interna de las arterias. Cuando las placas se desprenden y tapan arterias más pequeñas cesa la circulación a los tejidos, por ejemplo al corazón, al cerebro o a las extremidades.

síndrome metabólico, la ateroesclerosis también se presenta en niños delgados y aparentemente sanos. Cuando existe un mayor nivel de grasa en la sangre, la pared de los vasos sanguíneos se engruesa y se reduce el flujo sanguíneo; además, los vasos sanguíneos normales cuentan con mecanismos que les permiten distenderse, esto es, se hacen más amplios (vasodilatación) y dejan pasar, de ser necesario, mayor volumen de sangre. Cuando la pared de los vasos se engruesa y tiene mayor dificultad para vasodilatarse, puede haber una disminución del volumen sanguíneo circulatorio. A lo largo del tiempo, por lo menos por varias décadas, las placas de colesterol, grasas y restos de células se depositan en las capas internas de las paredes de las arterias; inicialmente pueden formar estrías de grasa que se endurecen y se convierten en placas compuestas por grasas, calcio y otras sustancias que se encuentran en la sangre. La formación de estas placas es más intensa en la bifurcación de las arterias (FIG. 48).

Obesidad y enfermedades respiratorias

Hace apenas un par de décadas que las complicaciones respiratorias vinculadas a la obesidad comenzaron a ser una preocupación médica. Sin embargo, desde 1836, Charles Dickens presentó, en su novela de folletín *Los papeles póstumos del Club Pickwick*, la que sin duda es la

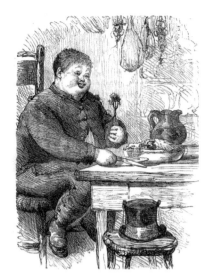

mejor caracterización del individuo obeso con problemas respiratorios (FIG. 49).

Pasaron más de 150 años para que Bickelmann y sus colaboradores encontraran una explicación fisiopatológica para el comportamiento de ese "niño obeso, rosado y roncador con la respiración entrecortada, eternamente somnoliento"; este equipo de investigadores describió que las personas obesas dejan de respirar por pequeños periodos y ventilan menos y con mayor dificultad que las personas con peso normal. Sugirieron para ese cuadro clínico el nombre de *síndrome de Pickwick,* como homenaje al gran escritor.

La obesidad ocasiona alteraciones importantes en la fisiología del sistema respiratorio que pueden dar lugar a distintas manifestaciones, como la dificultad para respirar secundaria a un exceso de peso (como si se estuviera cansado después de subir escaleras) o la restricción ventilatoria, que puede manifestarse como la falta de fuerza para meter suficiente aire al inspirar.

Al dormir, la obstrucción de la vías aéreas superiores se manifiesta con pequeños lapsos en los que se deja de respirar y se ronca, o por la disminución en el calibre de los bronquios, que se presenta como obstrucción: el aire no entra ni sale adecuadamente de los pulmones debido a inflamación en los conductos por donde circula.

El mecanismo de la ventilación respiratoria normal se basa en dos condiciones: el cambio de presión generado por la actividad de los músculos respiratorios y las propiedades elásticas del tórax.

Figura 49
"En la caja había un chico gordo y rubicundo, en un estado de somnolencia […] el gordo se levantó, abrió los ojos, tragó un enorme pedazo de pastel que había estado en el acto de masticar cuando se quedó dormido […] Joe —maldición, el chico se ha ido a dormir de nuevo". Charles Dickens, *Los papeles póstumos del Club Pickwick*, 1836-1837.

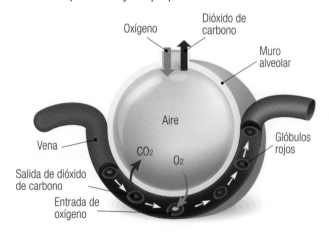

Figura 50
La disminución en el calibre de los bronquios hace que el aire quede atrapado en los bronquios.

Mecanismo de la ventilación respiratoria normal

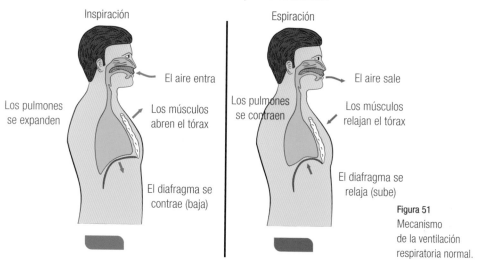

Inspiración

El aire entra

Los pulmones se expanden

Los músculos abren el tórax

El diafragma se contrae (baja)

Espiración

El aire sale

Los pulmones se contraen

Los músculos relajan el tórax

El diafragma se relaja (sube)

Figura 51
Mecanismo de la ventilación respiratoria normal.

La distensión de la caja torácica genera una presión negativa que expande el tórax, mientras que las fuerzas elásticas del pulmón favorecen el colapso pulmonar. Con la contracción de los músculos inspiratorios se genera una presión negativa capaz de vencer la presión elástica del pulmón, lo que produce la inspiración; cuando el volumen del tórax alcanza 70% de su capacidad total, la presión de la caja torácica cesa y la expansión del tórax se detiene. En ausencia del esfuerzo muscular inspiratorio, la espiración se produce de forma pasiva (FIG. 51).

La obesidad incide en este mecanismo de varias maneras. En primer lugar, el aumento de masa corporal cambia la elasticidad de la caja torácica, disminuyendo su capacidad de resistencia a las fuerzas de retracción elástica del pulmón, y condiciona un mayor esfuerzo respiratorio. También la acumulación de grasa entre los músculos inspiratorios ocasiona un mal funcionamiento mecánico; los cambios en la configuración del tórax resultan en una inadecuada relación entre la longitud y la tensión y ocasionan la pérdida de la capacidad de generar una presión inspiratoria adecuada (FIG. 52).

La interrupción del flujo de aire en las vías aéreas puede presentarse de manera parcial o completa durante el sueño, alterando el patrón normal. Los niños que roncan, con amígdalas grandes, tienen dificultad para respirar cuando están dormidos, cursan con sueño inquieto, se mueven mucho en la cama, hablan o se despiertan varias

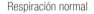
Respiración normal

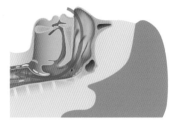

Apnea obstructiva del sueño

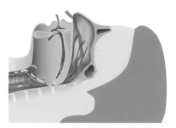

Figura 52
La apnea obstructiva del sueño se caracteriza por pausas en la respiración, que por lo regular son repetitivas durante el sueño; es decir el flujo del aire se interrumpe aproximadamente 10 segundos, lo que puede notarse por el sonido del ronquido. La prevalencia de este trastorno en los niños con peso normal es del 2 a 3% en la población general, mientras que en los que padecen obesidad varía entre 13 y 66%.

Los trastornos respiratorios pueden llevar a cambios en la capacidad de percepción, de razonamiento, de aprendizaje

En los niños y adolescentes con sobrepeso los trastornos más comunes en la respiración son la apnea del sueño y el asma ←→ Cambios en el comportamiento, así como alteraciones en el metabolismo y en el crecimiento del niño

veces por la noche; tienen sudoración excesiva, como si estuvieran siempre acalorados; se quejan de terrores nocturnos y, a veces, debido a ellos, se orinan en la cama (enuresis secundaria); duermen con la boca abierta, con pausas y, durante el día, tienen la garganta irritada y su voz es más nasal; tienen continua secreción de moco líquido, son más propensos a enfermarse de infecciones respiratorias altas y su mandíbula tiene menor desarrollo; viéndolos de perfil, su boca puede destacar —a veces los vemos como "trompuditos"— y esto les ocasiona una mordida desequilibrada (FIG. 52).

Figura 53
Los niños con apnea obstructiva comúnmente tienen somnolencia durante el día, a veces dolor de cabeza, debido a lo poco reparador que es su sueño.

La relación entre obesidad y asma ha sido objeto de numerosos estudios en los últimos años, conforme han aumentado las prevalencias de ambas. Es probable que la reducción de la actividad física en niños y adolescentes con asma ayude a que suban de peso; pero también se ha encontrado que la obesidad constituye un factor de riesgo para que la vía respiratoria sea más sensible a cualquier estímulo, lo que se conoce como *hiperreactividad bronquial:* los bronquios responden rápidamente a cualquier estímulo externo, como polvo, polen, humedad, etc., con una respuesta inflamatoria, que reduce el calibre de los conductos por donde entra el aire. Los mecanismos que pueden explicar esta respuesta son numerosos, la propia obesidad provoca un estado inflamatorio continuo y hasta la herencia forma parte de esta reacción. Cuando no existe sobrepeso u obesidad, la respuesta inflamatoria es menor; también el tratamiento del asma tiene mejor respuesta y su evolución es más benigna en los niños delgados.

Alteraciones en la concentración de leptina

La leptina es una hormona secretada por los adipocitos o células grasas, que actúa en el cerebro. Cuando su concentración es baja, la sensación de hambre aumenta y, con ella, la ingesta de energía. Sin embargo, en la mayoría de las personas con obesidad las concentraciones de leptina se hallan elevadas y no disminuidas, lo que se ha explicado como una resistencia a la leptina.

Esta hormona también puede relacionarse con las influencias genéticas, que hacen que las personas padezcan apnea del sueño, pues tiene un efecto regulador en el sueño y la respiración; esta regulación se ve afectada cuando las personas no duermen de manera continua.

Cómo influye normalmente la leptina en el apetito

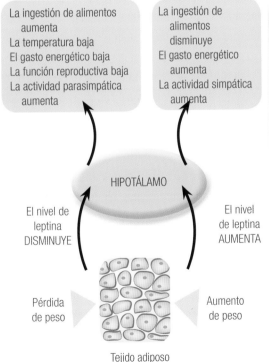

La ingestión de alimentos aumenta
La temperatura baja
El gasto energético baja
La función reproductiva baja
La actividad parasimpática aumenta

La ingestión de alimentos disminuye
El gasto energético aumenta
La actividad simpática aumenta

HIPOTÁLAMO

El nivel de leptina DISMINUYE

El nivel de leptina AUMENTA

Pérdida de peso

Aumento de peso

Tejido adiposo

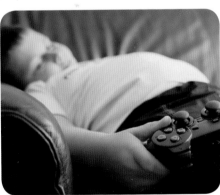

Figura 54
La privación del sueño reduce alrededor de 20% la concentración de leptina; por lo tanto, aumenta la sensación de apetito y, con ello, el riesgo de sobrepeso.

Problemas articulares y músculo-esqueléticos

El exceso de peso puede causar diferentes problemas en el desarrollo de los músculos, las articulaciones y los huesos de niños y adolescentes, pues en ellos tales estructuras se encuentran en proceso de desarrollo y maduración.

La totalidad del peso del cuerpo recae en los pies, que normalmente lo reciben de manera diferente si el individuo está parado o en movimiento. Cuando está de pie y sin caminar, 60% del peso del cuerpo lo reciben los talones y 40% restante la parte delantera de los pies. En cambio, al caminar las cargas se dividen en cuatro momentos sucesivos: *1)* cuando el pie está apoyado sólo en el talón, recibe todo el peso del cuerpo; el resto del pie, que aún no se apoya, no recibe peso alguno; *2)* cuando el pie está en ángulo recto con respecto al eje de la pierna (posición plantígrada sin zapatos), el peso del cuerpo (48 kg, por ejemplo) se reparte desigualmente entre el talón, que recibe 28.8 kg en este ejemplo, y el apoyo de la parte anterior del pie, que sólo recibe 18.2 kg; *3)* si el pie pisa con el talón elevado 2 cm (zapato del varón), los puntos de apoyo posterior y anteriores (metatarsianos) se reparten el peso por igual (24 kg cada uno en el ejemplo mencionado); de este modo, cada centímetro cuadrado de superficie plantar soporta una fracción proporcional del peso total del cuerpo; *4)* por último, cuando el pie se apoya solamente sobre el arco anterior (arco metatarsiano), como ocurre con el zapato de tacón alto de las mujeres, todo el peso del cuerpo gravita en esta pequeña zona.

En la obesidad, cuando se sobrecarga el arco anterior del pie hay un proceso de aplanamiento progresivo e irreversible favorecido por la falta de fortalecimiento, lo que da origen al pie plano anterior.

Prevenir el desarrollo del pie plano es muy fácil: basta con lograr que los niños brinquen y corran dos horas al día, y si hay un indicio de que el puente o arco plantar se aplana cuando la planta del pie está

Figura 55
La fortaleza del arco del pie se basa en el tiempo que se camina; desafortunadamente, la mayoría de los niños y jóvenes ya no tienen la oportunidad de elegir cuánto tiempo caminar, ni siquiera pueden elegir por dónde caminar. Muchas ciudades en nuestro país fueron construidas primero con banquetas estrechas, y después "reconstruidas" o adecuadas solamente para facilitar la circulación de los automóviles; hay lugares en donde es imposible atravesar la calle caminando, y por supuesto los niños no tienen oportunidad de caminar, mucho menos de jugar en la calle.

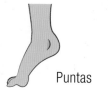 Puntas

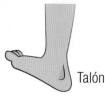 Talón

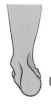 Cazuelita

en apoyo total, entonces se indica caminar de puntas, de talones y apoyados en la parte externa del pie (de cazuelita) por 15 minutos, tres veces al día, esto fortalece el arco y evita el pie plano.

Debe evitarse el uso de zapatos rígidos porque pueden alterar la marcha o la posición del pie, desde los primeros años el zapato debe ser cómodo y firme (FIG. 56).

Si al caminar el niño se cansa muy rápido, se tropieza con frecuencia, camina o corre con las puntas de los pies hacia adentro, debe ser valorado por un ortopedista, porque el pie plano puede ocasionar deformación de la rodilla e incapacidad para desplazarse en la vida adulta, lo que obliga a una cirugía.

Las rodillas son las articulaciones más grandes y complejas del cuerpo; están formadas por tres huesos: el fémur, la tibia y la rótula. El fémur es el hueso más largo y fuerte del organismo, soporta la mayor parte del peso corporal en la parte interna y transmite la carga hacia la tibia, que a su vez la pasa al pie.

Los niños y adolescentes están en desarrollo, y las extremidades de sus huesos no han terminado de madurar, por lo tanto siguen creciendo, hasta que cumplen cerca de 20 años de edad. El núcleo de crecimiento está en la extremidades de los huesos y se conoce como *cartílago de crecimiento;* su función es permitir que el hueso se alargue y crezca (FIG. 57).

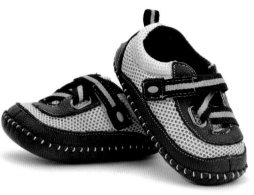

Figura 56
Para prevenir el desarrollo del pie plano, desde la primera infancia se recomienda fortalecer con ejercicio los pies del niño.

Figura 57
El peso de nuestro cuerpo recae principalmente en la cabeza del fémur y la parte superior de la tibia, donde está el cartílago de crecimiento, que permite que el hueso crezca.

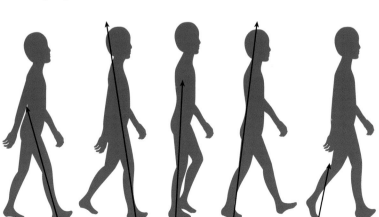

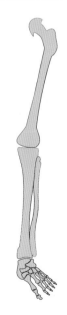

Figura 58

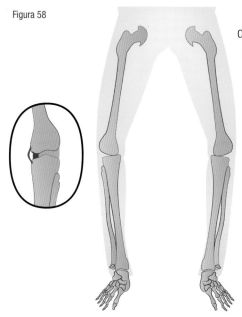

Cuando hay un exceso de peso, las extremidades inferiores tienen que aguantar más presión de la que pueden soportar cómodamente, con lo que la parte superior interna de la tibia (justo por debajo de la rodilla), se comprime y puede dejar de formar hueso nuevo, mientras la parte externa de la tibia sigue creciendo con normalidad.

Este crecimiento desigual de los huesos, junto con el aumento de la presión en la parte superior de la pierna, provoca que la tibia se curve o arquee hacia fuera en vez de crecer recta (FIG. 58). La corrección posible depende de la edad del niño: si es menor de tres años se puede enderezar con aparatos ortopédicos, pero en niños mayores es posible que se necesite cirugía para evitar la deformación de la rodilla.

También la articulación de la cadera puede afectarse por el sobrepeso y la obesidad: la cabeza del fémur se desliza, provocando la pérdida de apoyo de esta articulación. Este problema es frecuente entre los nueve y 16 años de edad, y es más común en los hombres; el sobrepeso y la obesidad no son la causa, pero aparece más a menudo cuando están presentes (FIG. 59). A pesar de ser un padecimiento doloroso, muchas veces pasa inadvertido; el dolor y la dificultad en los movimientos se atribuyen a juegos bruscos o prolongados, y para calmar la molestia los padres suelen dar analgésicos. Sin em-

Figura 59

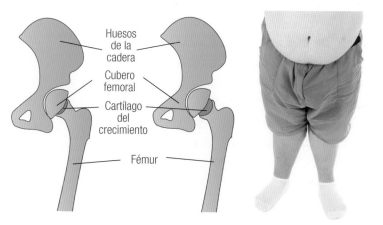

Huesos de la cadera

Cubero femoral

Cartílago del crecimiento

Fémur

bargo, esta acción puede arruinar la articulación, pues al no regresar la cabeza del fémur a su lugar, pierde circulación sanguínea y se atrofia (FIG. 60).

Otro factor que debe tomarse en cuenta es que los niños soportan las molestias mejor que los adultos. A veces no perciben el dolor como tal o temen externarlo si coincide con alguna acción brusca, y por lo regular tienen la capacidad de recuperar el movimiento sin problema una vez que pasa la etapa de molestia o dolor, pero el daño anatómico permanece; así que es recomendable no dejar pasar o ignorar a un niño que cojea, aunque sea por unos días.

La valoración médica incluirá la toma de radiografías de la articulación para descartar el proceso de trastorno de la circulación y de la estructura, que en la edad adulta originará dolor crónico, falta de apoyo, reducción en el movimiento y la necesidad del reemplazo de la articulación con una prótesis de cadera.

El sobrepeso y la obesidad afectan también la columna vertebral, desde la alteración de la postura hasta la degeneración de los cojines o discos intervertebrales, que amortiguan el peso corporal.

Un niño o adolescente con sobrepeso u obesidad tendrá mayor riesgo de padecer dolores de espalda y tendrá una función deteriorada de los movimientos, que serán más torpes, lo que implica un aumento en el número de accidentes con fractura de huesos. Además, los cambios hormonales aparecen en ellos antes que en los niños de peso adecuado, lo que ocasiona que se cierren prematuramente los núcleos de crecimiento y, por lo tanto, alcancen una menor estatura de la que deberían (FIG. 61).

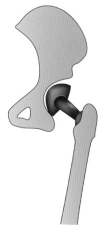

Figura 60
Daños que causa el sobrepeso a la pierna.

Figura 61
El sobrepeso y la obesidad afectan la columna vertebral al soportar mayor peso, pero además cierra prematuramente los núcleos de crecimiento.

Ejemplos de problemas en los discos

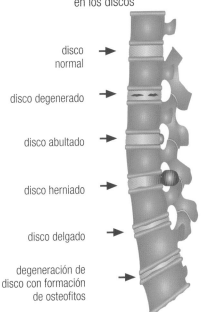

disco normal →

disco degenerado →

disco abultado →

disco herniado →

disco delgado →

degeneración de disco con formación de osteofitos →

Trastornos sociales y psicológicos

Desde hace aproximadamente 15 años, el maltrato infantil en México se ha convertido en un problema de salud pública. El concepto de *maltrato infantil* no se refiere solamente a la acción violenta, sino a toda acción u omisión intencional (de personas o instituciones) que altere el bienestar biopsicosocial del niño. Las consecuencias del maltrato pueden ser físicas, psicológicas, de conducta y sociales; la marginación y la pobreza son también factores comúnmente relacionados con un escaso desarrollo individual.

Cuando se analizan las consecuencias de las acciones u omisiones relacionadas con el sobrepeso y la obesidad infantil, es fácil percibir que tanto dentro como fuera de la casa hay una actitud permisiva con el consumo de comida, no hay un horario para los alimentos, se puede (y no es mal visto) tomar un bocado de algo cada vez que se pasa por la cocina, o bien se puede abrir y cerrar el refrigerador cuantas veces sea posible para comer algún antojo. Tampoco existe un lugar específico para consumir esos bocados, éstos pueden engullirse inmediatamente al tomarlo o mientras se camina por la casa, y mucho menos existe restricción alguna en el consumo de comida chatarra. Cualquiera en la familia puede tomar un refresco o botanas sin importar la hora del día, si tiene antojo, o también en compensación por una experiencia traumática: si los padres se pelean, si el niño se cae, si el hermano le rompe un juguete o si los padres no han tenido tiempo de mostrar afecto al hijo, entonces habrá un dulce, paleta o chocolate que consuele tales acontecimientos. Este comportamiento tiene implicaciones psicológicas que predisponen al individuo a resolver el estrés o la depresión compensando o premiando con el consumo excesivo de alimentos. Este consumo puede volverse compulsivo; es decir, el comportamiento es semejante al de las personas con adicción al cigarro, al alcohol o a otras drogas.

La obesidad aumenta el riesgo de depresión y ansiedad, pues los compañeros de escuela o la familia hacen ataques verbales dolorosos para resaltar el cuerpo tosco y relacionarlo con torpeza o pereza; están más propensos a episodios de intimidación, insultos, burlas e incluso agresión física. Los niños y los adolescentes responden a esta agresión con aislamiento, que a menudo ocasiona mayor maltrato y marginación.

La dificultad para tener amigos, el estrés emocional, la soledad y el bajo rendimiento escolar aumentan el ausentismo escolar y en ocasiones el abandono de los estudios. La pérdida de autoestima ocasiona problemas de conducta y muchas veces el comportamiento alimentario cae en patologías que cursan con ayunos deliberados hasta perder peso, o con un exceso en el consumo de alimentos y después la búsqueda inmediata de pérdida de las calorías consumidas. La distorsión de la percepción de la imagen corporal o la inconformidad con ella son consecuencias del efecto en el pensamiento y comportamiento del joven de los mensajes socioculturales que sobrevaloran patrones de delgadez, ejemplificados en los medios de comunicación con una mujer extremadamente delgada, exitosa y bella, o un hombre con músculos prominentes, signos del culto que rinde al cuerpo la sociedad contemporánea.

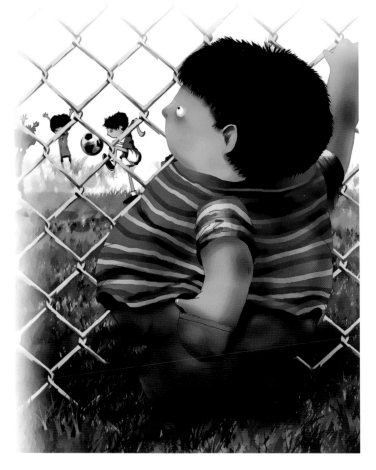

Figura 62
La calidad de vida puede verse claramente afectada por el sobrepeso y la obesidad, o bien el sobrepeso y la obesidad pueden deberse a una mala calidad de vida.

11. Tratamientos usados en niños y adolescentes con obesidad

El tratamiento de la obesidad en niños y adolescentes es difícil y muchas veces frustrante. Se acostumbra plantear el problema y su solución diciendo que la obesidad es resultado del exceso de ingesta de comida y poco gasto de energía; por lo tanto, el tratamiento es restringir el consumo de comida y hacer ejercicio. Pero resulta que este planteamiento no ha dado buenos resultados, pues muchas de las personas con obesidad que se someten a dieta y ejercicio sólo pierden en promedio 10% de su peso, y al cabo de cinco años regresan al peso inicial. A pesar de estos resultados se sigue insistiendo en la reducción calórica en las dietas, basada fundamentalmente en disminuir el consumo de azúcares y otros carbohidratos y grasas, proponiendo que la dieta preferente sea el consumo de frutas y verduras, con la insistencia adicional en la práctica del ejercicio físico. Se ha propuesto todo tipo de fórmulas que cuentan con una lista infinita (casi siempre de alto costo económico) de alimentos que deben consumirse "en lugar de…"

Se han hecho grandes esfuerzos para establecer recomendaciones para el tratamiento de niños y jóvenes que ya tienen sobrepeso u obesidad, por grupos de expertos que examinaron los factores que influyen en ese problema, y los dividieron en dos tipos: los que se pueden cambiar y los que no se pueden cambiar.

Tabla 4. Factores que no se pueden cambiar y que influyen en aumentar el sobrepeso u obesidad de niños y adolescentes.

Antecedentes hereditarios	Factores ambientales
No se puede cambiar la herencia, pues todas las características se trasmiten de abuelos a padres e hijos. Si los padres o abuelos padecen obesidad, el riesgo de que los hijos sean obesos es mayor.	Difícilmente se podrá establecer un ambiente favorable si la industria de los alimentos no adopta una actitud responsable, y mucho menos se logrará que en un corto plazo se establezca y se cumpla con una legislación restrictiva para los productos que dañan la salud.

Los factores que sí se pueden cambiar

Entorno personal

Para realizar cualquier cambio en el entorno personal se necesita querer hacerlo; tener la intención de modificar hábitos no quiere decir que sea fácil ni que no haya dificultades, pero si se tiene la disposición de cambiar costumbres hay que establecer nuevas rutinas y repetirlas con frecuencia.

Cuando se van a realizar acciones que ayuden al tratamiento del sobrepeso u obesidad en niños y adolescentes es necesario tomar en cuenta que ellos deben estar convencidos de los beneficios para su salud, y lograr con ello que la percepción del tratamiento sea agradable; la decisión no debe estar supeditada al deseo autoritario de padres o maestros ni contrariada por ellos. Cuando no existen estas condiciones, el resultado puede ser una pérdida de tiempo, e incluso resultar perjudicial, al afectar la autoestima del niño o adolescente.

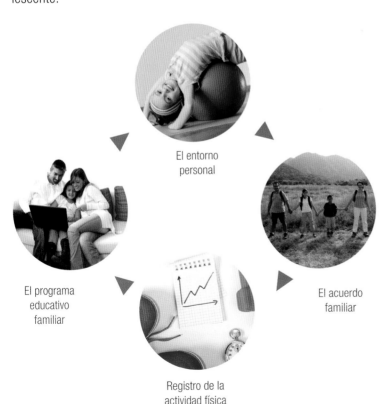

El entorno personal

El programa educativo familiar

El acuerdo familiar

Registro de la actividad física

Figura 63
Factores que se pueden cambiar y que influyen en la disminución del sobrepeso u obesidad de niños y adolescentes.

El acuerdo familiar

Para iniciar el tratamiento del sobrepeso u obesidad, el acuerdo familiar es fundamental para obtener un buen resultado a largo plazo. La familia tiene que estar de acuerdo en que la asesoría y evaluación médica iniciales son indispensables para establecer si el niño o adolescente tiene sobrepeso u obesidad. Esta evaluación debe ser cuidadosa para no tratar a niños que no tienen este problema y también para prestar atención especial a las causas orgánicas y a las complicaciones secundarias de la obesidad de quienes sí lo necesitan. Deben explicarse a los familiares todos los factores que originan este problema de salud, tantas veces como sea necesario. Debe hacerse una evaluación meticulosa de los alimentos que se consumen de manera cotidiana y de la forma como se acostumbra comerlos. Cuando los familiares y el niño o adolescente entienden que no se trata de un interrogatorio acusatorio sino de la comprensión de lo que causa el problema, y de que es indispensable la valoración para establecer el tratamiento, generalmente aceptan iniciarlo. Cuando los familiares o el niño no están convencidos, es necesario ofrecerles mayor información y tiempo para que decidan en qué momento desean iniciarlo.

Registrar cuidadosamente la actividad física

La recomendación es realizar actividad física al aire libre, por lo menos una hora diariamente y de manera intensa, que divierta y haga sudar hasta provocar cansancio. Para esta hora de ejercicio no cuenta la actividad escolar de recreo, ni la de educación física: tiene que ser adicional, y de preferencia en equipos deportivos, pues la convivencia entre compañeros estimula la realización continua del deporte. El registro de estos datos sirve para planear las recomendaciones y evaluar después los cambios.

Establecer un programa educativo familiar

Este programa sirve para informar sobre las complicaciones que el sobrepeso y la obesidad causan en la salud, y para desarrollar un programa nutricional que ayude en los cambios de la dieta. El tratamiento médico debe apoyarse en psicólogos, nutriólogos, trabajadores sociales y enfermeras que recomienden los cambios necesarios para el control de peso. El enfoque profesional en equipo da mejores

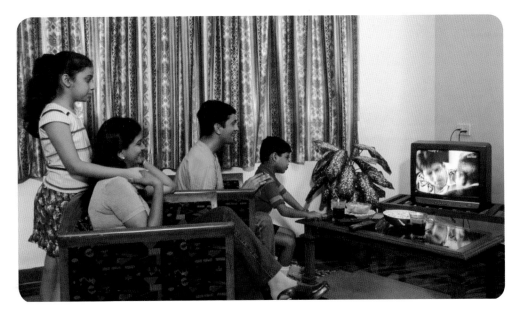

resultados; también la convivencia en grupo de niños que están en tratamiento ayuda a un mejor éxito.

Figura 64
Evitar que la televisión forme parte de los ambientes relativos a la comida o al descanso.

El entorno en casa

Un programa educativo familiar se ve favorecido si el entorno en casa cumple con ciertas reglas o limitantes; por ejemplo:

- Evitar que la televisión esté en la recámara de los niños o en el comedor.
- El tiempo de ver televisión, usar la computadora o el teléfono celular deberá limitarse a un máximo de dos horas por día.
- Evitar que los niños menores de dos años vean televisión o que acompañen a los padres o hermanos en esta actividad.
- Comer en familia, establecer horarios en los que sea posible que la mayoría de los miembros de la familia estén presentes.
- No usar la comida como recompensa.
- Recompensar a los niños y adolescentes por el cambio en sus hábitos con actividades de juego en los parques.
- Establecer la hora del desayuno.
- Los padres deben determinar qué se ofrece de comida y el horario, pero el niño debe decidir si come o no.
- Ofrecer sólo opciones saludables. Por ejemplo, dar a elegir entre

jugar con el balón al aire libre o ir a nadar; desde luego, no ofrecer ver televisión.

- Retirar tentaciones. Los padres pueden controlar la comida que se compra y limitar o eliminar alimentos ricos en grasa o con alto contenido de azúcar.
- Ser un modelo a seguir. Los padres deben mejorar sus propios hábitos y el nivel de su propia actividad física.
- Ser consistentes, hacer que las reglas establecidas se conserven.

Tratamientos con medicamentos y cirugía bariátrica

Si la obesidad en el niño o adolescente es grave, es decir, si el índice de masa corporal es mayor de 40 y en el examen médico existe un riesgo inminente de complicaciones (lo que se denomina *obesidad mórbida*), se pueden hacer intervenciones invasivas con medicamentos o con cirugía bariátrica. Los medicamentos que supuestamente ayudan a perder peso en el corto plazo han tenido muy poco éxito y los efectos colaterales necesitan ser supervisados cuidadosamente para vigilar que no causen daño durante el tratamiento.

La cirugía bariátrica consiste en la reducción física de la capacidad del estómago; este tipo de procedimiento ha sido efectivo para disminuir el peso en los adultos, y ha ayudado a mejorar muchas condiciones patológicas y a reducir la mortalidad prematura (FIG. 65).

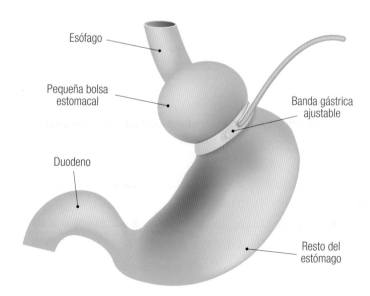

Esófago

Pequeña bolsa estomacal

Banda gástrica ajustable

Duodeno

Resto del estómago

Figura 65
Reducción de la capacidad del estómago usando una banda elástica.

Pero la indicación del tratamiento quirúrgico de la obesidad mórbida en niños o adolescentes todavía es controversial y depende de la gravedad de las complicaciones que se presenten individualmente. Además, no se sabe cómo la cirugía bariátrica afecta la maduración de los huesos, músculos y nervios por la restricción o mala absorción que permanece después de la operación. El crecimiento corporal en la adolescencia es muy rápido y requiere una nutrición adecuada; la cirugía bariátrica en la etapa de crecimiento puede originar trastornos en el crecimiento y en el desarrollo sexual. Por otra parte, aunque muchos adolescentes con obesidad mórbida pueden considerarse fisiológicamente aptos para la realización de la cirugía, la preparación psicológica del joven puede no ser la adecuada, aunque se tenga la aceptación personal y el consentimiento de los padres. Los efectos de la cirugía bariátrica en el metabolismo, en el estado nutricional y en la psicología a largo plazo no se conocen y, también existe, entre otros, el riesgo quirúrgico de muerte.

Tratamiento específico de otras causas de obesidad

Existen otras causas poco frecuentes de obesidad, como la deficiencia de leptina, hormona que se produce en el tejido adiposo. Cuando la cantidad de grasa almacenada aumenta, se libera la leptina, que llega al hipotálamo e inhibe el apetito; esta hormona, como ya se mencionó, también tiene efecto sobre la sensación de saciedad y contribuye a la regulación del peso corporal. Cuando ocurre una mutación en el gen que codifica la leptina, aparece la obesidad masiva. Los individuos con esta deficiencia tienen hambre insaciable, y su tratamiento consiste en suministrarles esta hormona.

Algunos medicamentos también pueden causar obesidad; entre los más comunes están agentes antipsicóticos, antidepresivos, anticonvulsivantes, estabilizadores del estado de ánimo, prednisona y anticonceptivos orales. La recomendación es que sea un médico quien los retire y asimismo valore la prescripción de otras sustancias que no provoquen este efecto colateral.

La variedad de causas que influyen en el sobrepeso u obesidad requiere que la valoración sea realizada por personal médico con experiencia, antes de iniciar cualquier intervención.

12. Cómo prevenir y combatir el sobrepeso y la obesidad en niños y adolescentes: "Buenas costumbres para un futuro saludable"

Se ha desarrollado un método para prevenir y combatir el sobrepeso y obesidad en niños y adolescentes: es un programa educativo llamado "Buenas costumbres para un futuro saludable", que se establece durante la infancia, ya que ésta es la mejor etapa para educar el comportamiento que prevalecerá en los hábitos de vida.

"Buenas costumbres para un futuro saludable"

- Es distinto a todos los programas que tradicionalmente se han aplicado en niños y adolescentes para combatir el sobrepeso y la obesidad:
- Recomienda practicar buenos hábitos al comer para evitar enfermedades o accidentes.
- No prohíbe ningún alimento ni prescribe ninguna dieta.
- Ha demostrado ya excelentes resultados en grupos de niños y adolescentes.
- Los buenos hábitos al comer se deben practicar en los niños escolares y adolescentes para que tengan un futuro saludable.
- Los buenos hábitos al comer ayudan a que la salud permanezca a lo largo de la vida.

El objetivo es ayudar a que niños y los adolescentes permanezcan saludables hasta alcanzar la edad adulta, evitando el sobrepeso y la obesidad. Este programa —que no prohíbe ningún alimento ni prescribe ejercicio ni dietas— consiste en las cinco recomendaciones que se mencionan a continuación.

Primera recomendación: comer despacio

Aprender a comer despacio permite que el reflejo de saciedad actúe y no se consuma más alimento del necesario para los requerimientos energéticos. La señal de saciedad comienza cuando el alimento llega al estómago, y tarda aproximadamente 20 minutos. Masticar lentamente es un buen hábito, que da tiempo a que el bocado sea saboreado; esperar 30 segundos entre bocado y bocado ayuda para

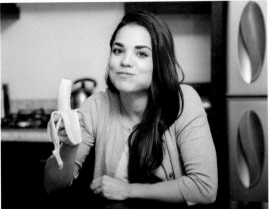

Figura 66
Masticar bien los alimentos ayuda a que se aprovechen mejor los nutrimentos y sean absorbidos adecuadamente en el cuerpo.

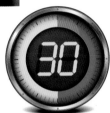

Figura 67
Sin prisa para dar el siguiente bocado.

Figura 68
Es recomendable esperar 30 segundos entre bocado y bocado.

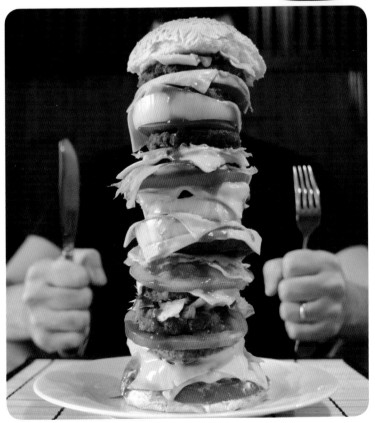

Figura 69
Comer más de lo necesario es uno de los factores más comunes que provoca el sobrepeso y la obesidad.

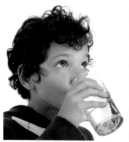

Figura 70
Beber agua
preferentemente.

que los alimentos se aprovechen mejor y los nutrimentos sean absorbidos adecuadamente por el cuerpo.

Segunda recomendación: no comer en exceso y de preferencia no repetir porciones

Se recomienda servirse la comida en porciones pequeñas, los bocados grandes de comida son difíciles de ingerir. En la hora de la comida se recomienda servirse una sola vez los diferentes platillos y en porciones pequeñas. Tratar de no repetir porciones, sin importar que el platillo esté muy rico. El postre no debe faltar, ya que, además de ser muy sabroso, ayuda a nuestro cerebro a sentirse completamente satisfecho.

Tercera recomendación: evitar al máximo el consumo de todo tipo de bebidas azucaradas

Los refrescos contienen productos que disminuyen la resistencia de los huesos; los niños que toman estas bebidas pueden quebrarse un brazo o una pierna más fácilmente, o crecer menos que los niños que no los toman. Los refrescos dañan los riñones; estos órganos son filtros que seleccionan los desechos en la sangre. La mejor bebida para hidratarse y quitar la sed es el agua. Se recomienda beber agua antes de comenzar a comer, la sensación de sed se puede confundir con la sensación de hambre.

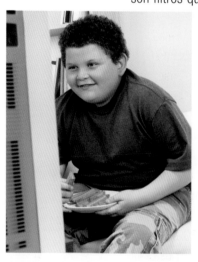

Cuarta recomendación: comer siempre en la mesa

Evitar comer en el auto, caminando, en el escritorio, frente al televisor o parado en la cocina.

Sentarse a la mesa permite disfrutar la comida y tomar ordenadamente los bocados. En el cerebro se percibe el placer de comer; en esta sensación participan la vista, el olfato y el gusto; cuando se efectúa otra actividad, como ver televisión, al mismo tiempo que se come, se pierde uno de los sentidos que participa en el disfrute de la comida, y por lo general se consume más de lo que se requiere. Sentarse a comer a la mesa ayuda además a la convivencia familiar, lo que contribuye a la sensación de satisfacción con la comida.

Figura 71
Se recomienda comer
solamente en la mesa,
y evitar hacerlo en el auto,
haciendo tarea o frente
al televisor.

Quinta recomendación: evitar comer entre comidas o comer botanas: tratar de establecer horarios de comida adecuados, evitando ayunos prolongados

Es una buena costumbre organizarse para reservar el tiempo que se dedica a comer. Se recomienda desayunar todas las mañanas, no ir a la escuela con el estómago vacío. Después de seis horas de ayuno, el cerebro necesita azúcar para aprender y hacer bien el trabajo.

Hay niños y adolescentes que no desayunan antes de ir a la escuela y toman alimentos a las 11 o 12 horas del día; suponiendo que cenaron a las nueve de la noche del día anterior, han transcurrido 15 horas en ayuno; el aprendizaje en ellos no es bueno, y su organismo se está dañando con ayunos tan prolongados.

Establecer horarios para comer ayuda a no hacerlo muchas veces durante el día y a evitar la comida chatarra.

Resultados

La aplicación de estas cinco recomendaciones del programa "Buenas costumbres por un futuro saludable" ha tenido muy buenos resultados; aquí describimos brevemente la historia del primer grupo que ingresó en el programa hace un par de años:

En agosto de 2011 comenzó el programa con un grupo de adolescentes que cursaban secundaria (54 hombres y mujeres de 12 a 16 años de edad); algunos de ellos tenían obesidad o sobrepeso, pero otros no. Se les invitó a que participaran en el programa "Buenas costumbres por un futuro saludable", explicándoles que el propósito de este programa es la prevención del sobrepeso y la obesidad, para evitar enfermedades como la diabetes, la hipertensión y las enfermedades del corazón; ellos aceptaron, y sus papás y maestros los apoyaron para que cumplieran con cada paso del programa.

Para que llevaran a cabo la primera recomendación, "comer despacio", se les dio un reloj de arena con duración de 30 segundos, que sólo se utilizó a la hora de la comida del mediodía (con los bocados sólidos). Las instrucciones fueron que tomaran un bocado, voltearan el reloj de arena, masticaran despacio, pasaran el bocado y *no tomaran el siguiente bocado hasta haber trascurrido los 30 segundos.*

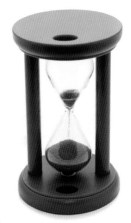

Figura 72
Reloj de arena con
30 segundos.

Para la segunda recomendación, "no comer en exceso y no repetir porciones", se explicaron los accidentes que puede haber al comer bocados grandes, por ejemplo, que se atore la comida en el camino al estómago. Periódicamente en pláticas en la escuela se les explicó por qué debían evitar las bebidas azucaradas: por el aumento de riesgo de padecer diabetes, por las grandes cantidades de azúcares que éstas contienen; se les explicó por qué se debe comer siempre en la mesa, y eso les ayudó a evitar comer entre comidas. En las pláticas los alumnos participaron con dudas y comentarios sobre por qué cambiar sus hábitos; esto estimuló a todo el grupo para seguir el programa. En cada una de las pláticas se mostró cómo se perjudica la salud con el consumo de comida chatarra.

Los adolescentes que cumplieron con las recomendaciones del programa bajaron, en promedio, 2.5 kg de su peso inicial; pero hubo casos individuales en que perdieron hasta 10 kilogramos de peso en el primer año del programa; en cambio, los adolescentes que no siguieron el programa durante el año tuvieron una ganancia de peso de 3 kg en promedio (FIG. 73).

Los buenos resultados en el programa han generado que la mayoría de compañeros de escuela de los participantes entren a formar parte de él. Además, se ha implementado en otros grupos de niños y

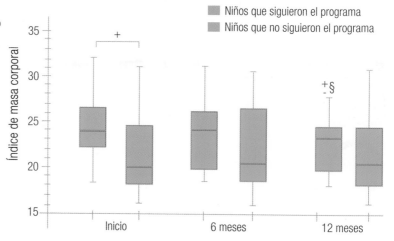

Figura 73

Estos datos permiten proponer que la aplicación del programa "Buenas costumbres por un futuro saludable" en un número mayor de niños y adolescentes podría ayudar a la disminución del problema de obesidad a mediano plazo en México.

Resultados

Cambio en la estructura corporal de los niños que participaron en el programa piloto "Buenas costumbres por un futuro saludable"

■ Niños que siguieron el programa
■ Niños que no siguieron el programa

Índice de masa corporal

Inicio   6 meses   12 meses

adolescentes que están cursando preescolar, primaria, secundaria y preparatoria. Con ello se pretende ser un ejemplo a seguir en otras comunidades, primero de la ciudad de Durango y después de todo México. El programa "Buenas costumbres por un futuro saludable" es fácil de cumplir, es económico y permite disfrutar de todos los platillos.

El programa "Buenas costumbres para un futuro saludable" ha generado la necesidad de llevar un registro del desarrollo del niño y del adolescente, para lo que se ha implementado la Cartilla de Crecimiento Saludable.

Cartilla de Crecimiento Saludable

Es una herramienta con la que se registran la valoración médica del pediatra a cargo en el programa, las medidas de peso, talla y presión arterial; se valoran estos datos, se proponen recomendaciones y se examina cada seis meses la evolución y crecimiento. Se pretende que esta cartilla tenga una función de vigilancia semejante a la cartilla de vacunación; se lleva a cabo con la cooperación conjunta del personal de salud, los maestros y los padres de familia. Para el crecimiento del proyecto ha sido fundamental el apoyo de los directivos de la escuela piloto de este estudio, pues uno de los requisitos de inscripción al ciclo escolar es tener el registro de la Cartilla de Crecimiento Saludable.

Figura 74
Cartilla de Crecimiento Saludable para el control y registro del peso en niños y adolescentes.

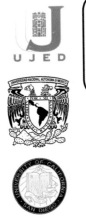

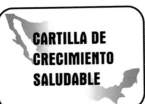

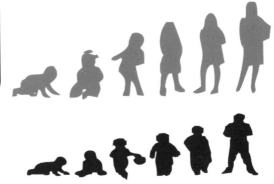

¡Sígueme, no me pierdas de vista!

Testimonios

Para el programa es importantísimo que sus participantes se sientan contentos. He aquí la opinión de algunos de ellos.

Gerson: Lo que más me gustó del programa fue cuando comencé a bajar de peso sin dejar de comer lo que me gusta; mi cuerpo cambió y me dio seguridad, mis compañeros me dicen que ahora soy más seguro, ya me acepto a mí mismo. Ya puedo ir a la alberca a nadar, antes…, ¡uff!, ir a la alberca para mí… ¡No!, ni me atrevía a ponerme traje de baño, ahora voy a nadar y me siento bien; todavía me falta un camino por recorrer pero estoy en el proceso, se los recomiendo. Salud es seguridad en ti mismo.

Jhovani: Yo soy muy delgado desde chiquito; el programa me gustó porque dejé de comer cosas que me hacían daño, ahora compito con mis compañeros por quién sigue mejor el programa. Cuando entraron los nuevos compañeros que están ahorita en primero, y nos vieron progresar, dijeron: nosotros también queremos entrar. Les explicamos qué hacer y ahora ellos también comenzaron a tener un comportamiento más saludable.

Jorge: Yo tomaba más de dos litros de refresco diariamente y pesaba 10 kilos más, al principio no quería participar; pero cuando vi que funcionaba, lo primero que hice fue dejar el refresco; me siento muy contento de estar en el programa, estoy aprendiendo a comer mejor.

Karla: Estaba en el programa e iba muy bien. De repente me enfermé, mi sangre tuvo una alteración, me llevaron al médico y me prohibió todo tipo de bebidas envasadas. Las indicaciones que me dieron para poder recuperar mi salud ya las estaba llevando a cabo en el programa, me dio mucho gusto saber cumplirlo.

Pepe: Bajé de peso y me sentí más ágil en el deporte; ahora estoy más fuerte y tengo muchas amigas.

Directora de la secundaria "Adriana Guerrero": El cambio en los muchachos ha sido maravilloso, son un ejemplo que ha seguido toda la escuela. El propósito aquí no es sólo enseñar cómo desarrollarse profesionalmente, sino también cómo lograr un entorno social adecuado y buena salud. El programa "Buenas costumbres por un futuro saludable" les está enseñando a adquirir buenos hábitos para toda la vida. Dentro del programa se les explica que deben tener un lugar para comer (siempre en la mesa), establecer horarios y ser moderados en las porciones. Este aprendizaje no solamente les sirve en el consumo de alimentos, sino también en la vida diaria. Estos hábitos seguramente se los van a enseñar a sus hijos y así tendremos generaciones cada día más sanas.

Profesor de educación física: Lo más importante es que ellos quieren saber, cada día más, cómo conservar la salud y prevenir enfermedades. Hacer ejercicio es necesario para conservar la salud, pero en el programa ellos están aprendiendo que la salud corporal se logra integralmente, comiendo despacio, con horarios establecidos y en porciones pequeñas.

Recuerda que todos debemos ayudar a prevenir los problemas de salud: "la obesidad es un camino de fácil acceso pero de muy difícil regreso".

13. Conclusiones y recomendaciones

A los papás de los niños y adolescentes los invitamos cordialmente a que examinen nuestras recomendaciones para evitar que sus hijos pequeños o adolescentes desarrollen sobrepeso u obesidad. Se trata de unas cuantas reglas muy sencillas de adoptar como costumbres de familia, y su observación ha demostrado ya que son útiles para prevenir el aumento excesivo de peso en niños y jóvenes. Conservar un peso normal para la edad y la estatura de cualquier sujeto garantiza una vida mucho más libre de ciertos problemas de salud, que hoy son la principal preocupación de la mayoría de los países del mundo occidental. La influencia de la familia en el desarrollo de un comportamiento saludable de chicos y adolescentes es fundamental y definitiva, y está en sus manos.

A los profesores queremos recordarles que, para el desarrollo de costumbres saludables, la escuela ocupa un honroso segundo lugar frente a la familia de los estudiantes, sobre todo si son niños y adolescentes. La promoción de hábitos sencillos, que combatan el desarrollo de sobrepeso u obesidad desde los primeros años de vida, es una de las más preciosas y potencialmente más efectivas responsabilidades de los maestros. Su vigilancia y cariñoso interés en la salud y en el futuro de sus estudiantes incluye la insistencia en reglas de comportamiento que garanticen su desarrollo normal, tanto físico como psicológico. Los profesores poseen el privilegio de influir en forma contundente y definitiva en el futuro de los niños y jóvenes que los escuchan. Ellos saben muy bien que su responsabilidad va mucho más allá de la información exigida por el programa oficial de enseñanza.

Educar no es informar, sino lograr que el nuevo conocimiento modifique la conducta del ser humano.

El programa "Buenas costumbres por un futuro saludable" se ha generado con la colaboración de la Facultad de Odontología y Nutrición de la Universidad Juárez del Estado de Durango, el Departamento de Medicina Experimental de la Universidad Nacional Autónoma de México y el Departamento de Bioingeniería de la Universidad de California, San Diego. El objetivo primordial para este grupo de investigadores es ayudar a prevenir y combatir el sobrepeso y la obesidad en niños y adolescentes.

Grupo de investigadores

Beatriz Y. Salazar Vázquez. Facultad de Odontología, Universidad Juárez del Estado de Durango; Departamento de Medicina Experimental, Facultad de Medicina, Universidad Nacional Autónoma de México y Hospital General de México "Dr. Eduardo Liceaga", Ciudad de México; Departamento de Bioingeniería, Universidad de California, San Diego, La Jolla, California.

Miguel A. Salazar Vázquez. Departamento de Pediatría, Hospital General de Zona Núm. 1, Instituto Mexicano del Seguro Social, Durango)

Pedro Cabrales. Departamento de Bioingeniería, Universidad de California, San Diego.

Felipe Vadillo-Ortega. Departamento de Bioquímica, Facultad de Medicina, Universidad Nacional Autónoma de México, Ciudad de México.

Marcos Intaglietta. Departamento de Bioingeniería, Universidad de California, San Diego.

Geert W. Schmid-Schönbein. Departamento de Bioingeniería, Universidad de California, San Diego.

Ruy Pérez Tamayo. Departamento de Medicina Experimental, Facultad de Medicina, Universidad Nacional Autónoma de México, Hospital General de México "Dr. Eduardo Liceaga", y El Colegio Nacional, Ciudad de México.

Giovana Esmeralda López Gutiérrez. Universidad Juárez del Estado de Durango.

Karina Libertad Acosta Rosales. Universidad Juárez del Estado de Durango.

14. Lecturas recomendadas

Fuente, Juan Ramón de la, y Pablo Kury Morales, *Temas de salud global con impacto local*, Intersistemas Editores, México, 2011.

González Bárcena, David, *Prediabetes y sociedad*, Alfil, México, 2011.

Korbman de Shein, Rosa, *Tratamiento y prevención de la obesidad en niños y adolescentes. Guía práctica para psicólogos, nutriólogos, padres y maestros*, Trillas, México, 2007.

Uribe, Misael, y Nahum Méndez Sánchez, *Obesidad. Epidemiología, fisiopatología y manifestaciones clínicas*, El Manual Moderno, México, 2002.

¿Gorditos o enfermos? La obesidad en niños y adolescentes,
de Beatriz Y. Salazar Vázquez, Miguel A. Salazar Vázquez y Ruy Pérez Tamayo,
se terminó de imprimir y encuadernar en octubre de 2015 en Impresora y Encuadernadora
Progreso, S. A. de C. V. (IEPSA), Calzada San Lorenzo, 244; 09830 México, D. F.
La edición consta de 4 000 ejemplares.